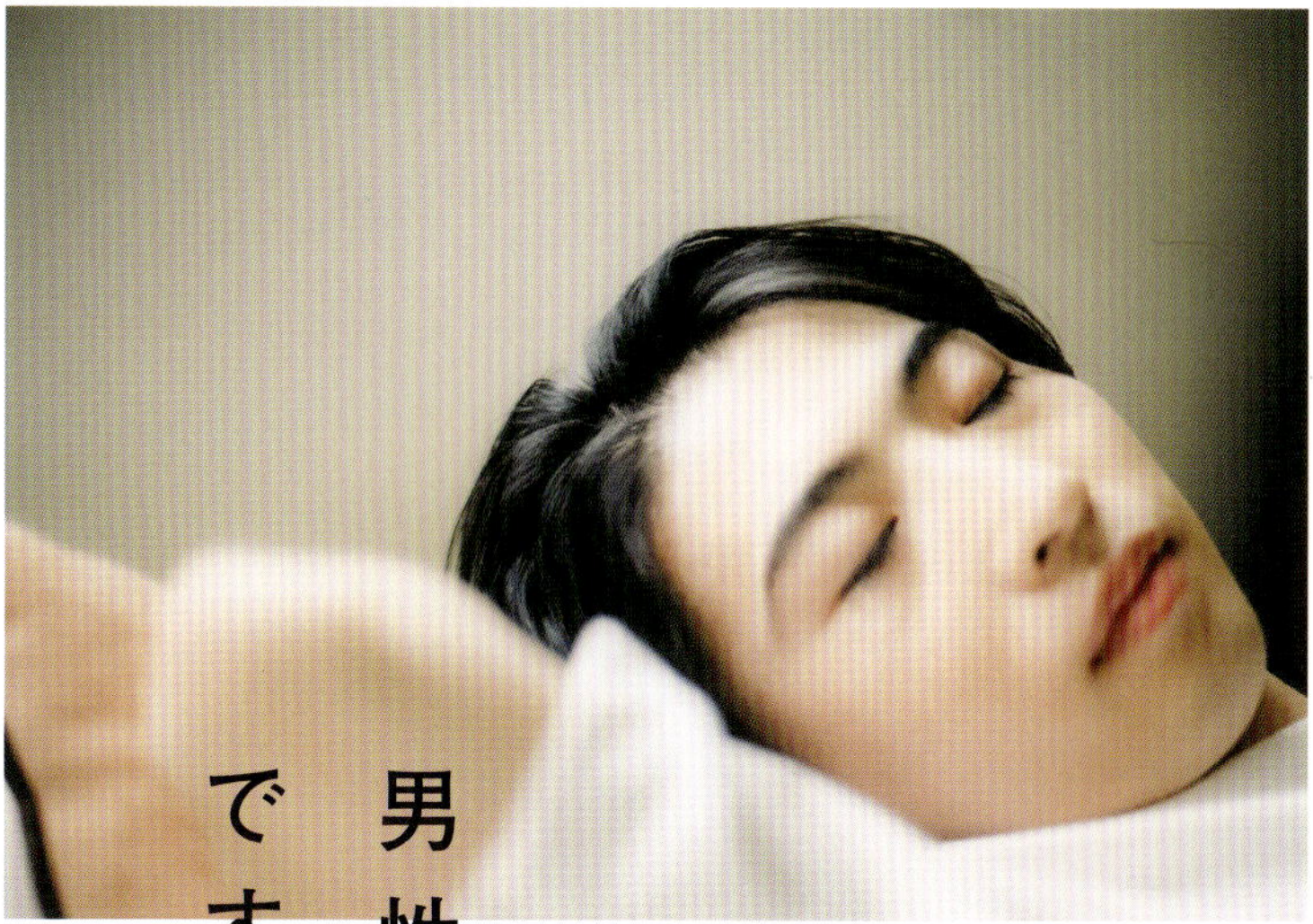

男性看護師ですが何か？

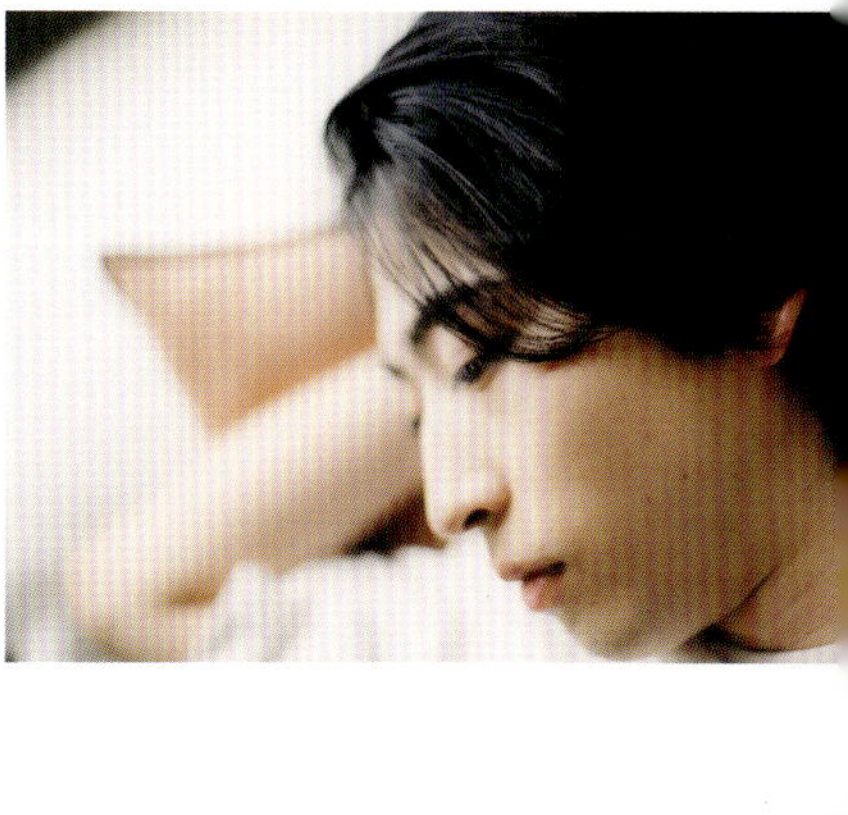

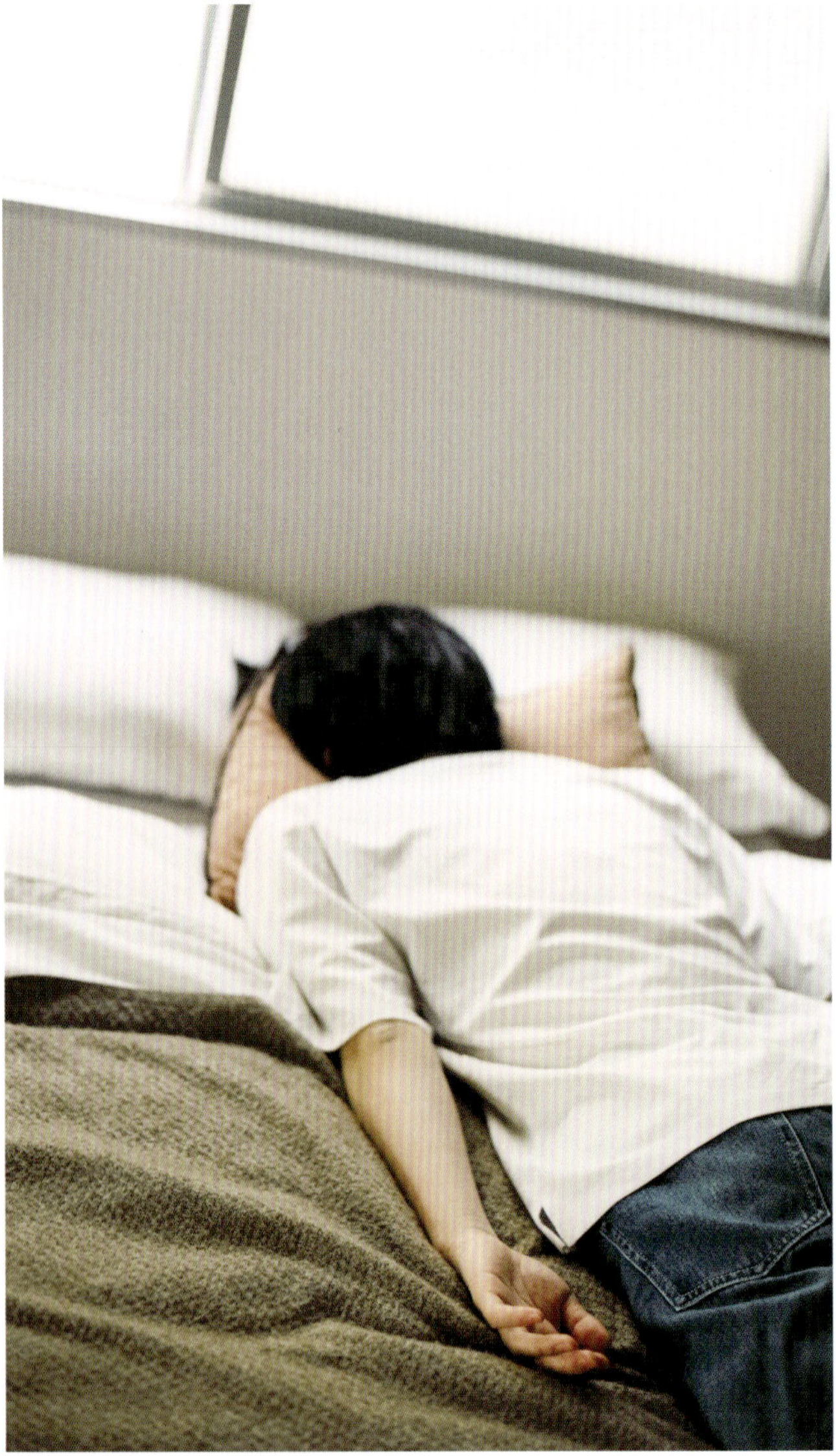

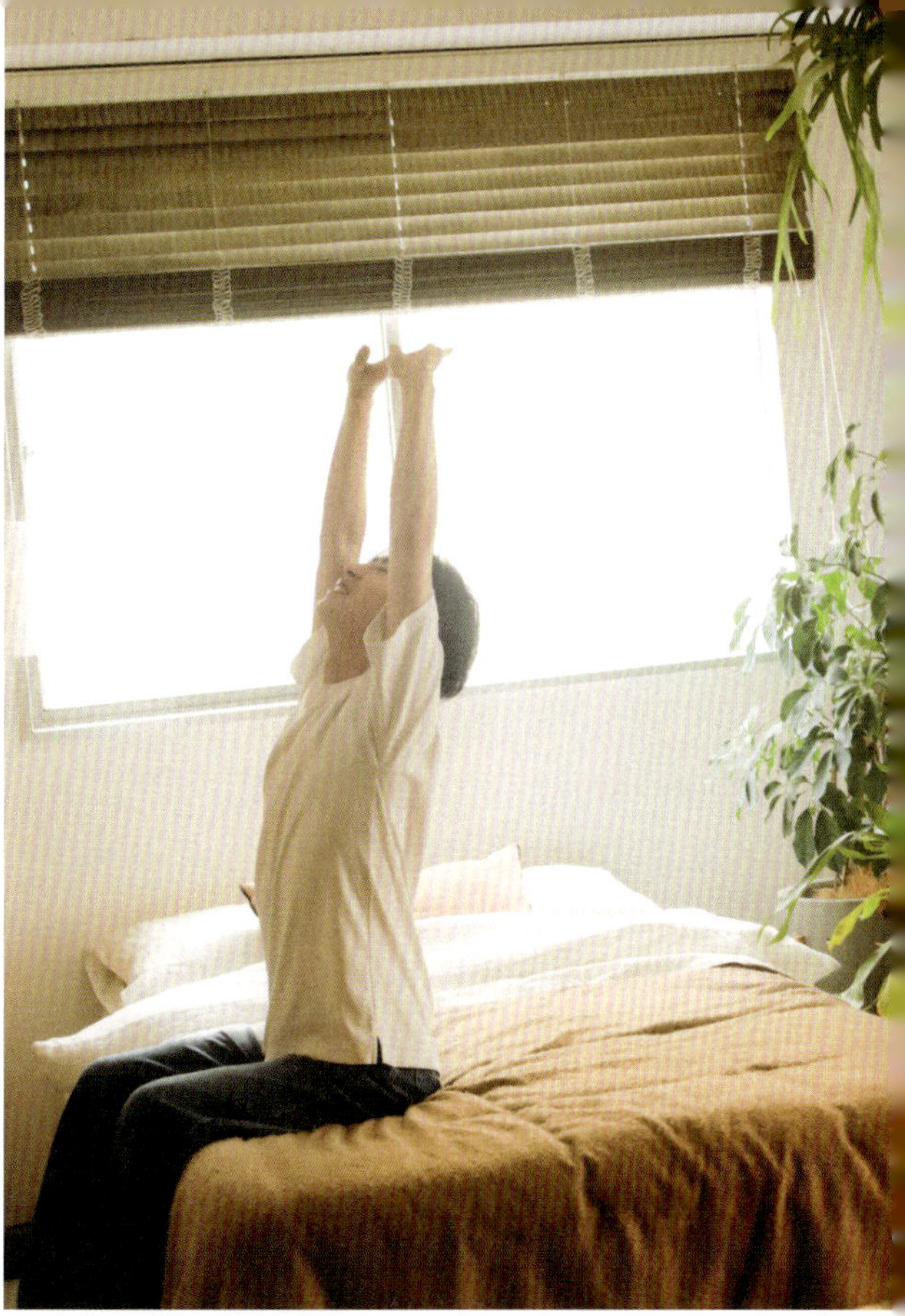

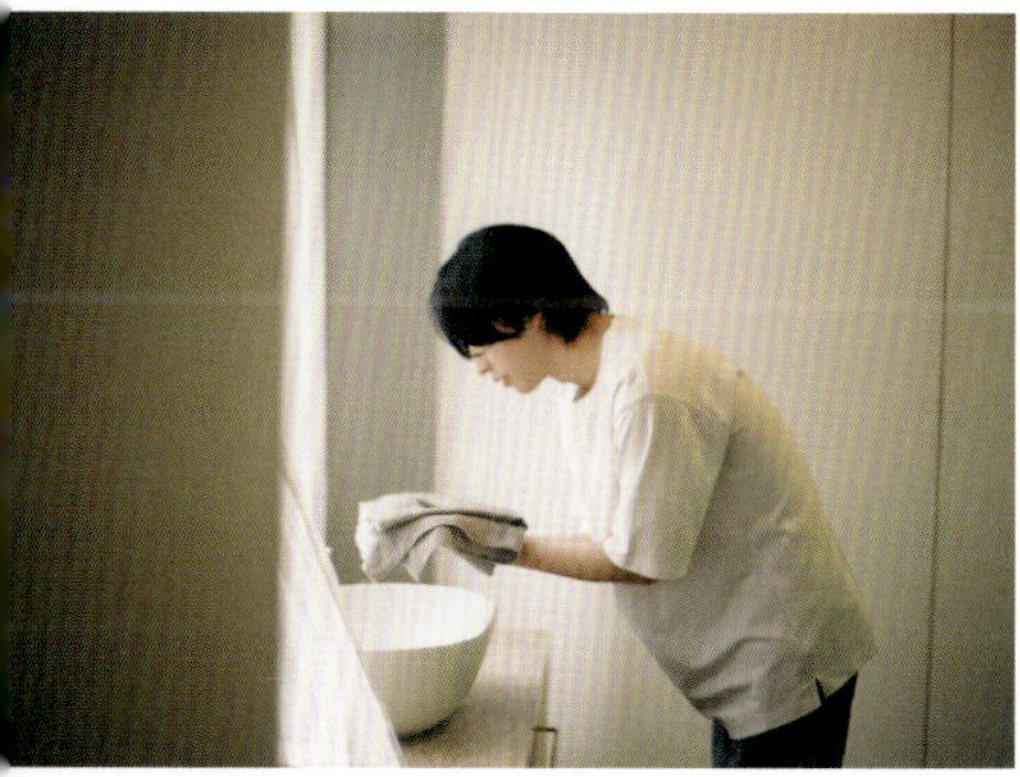

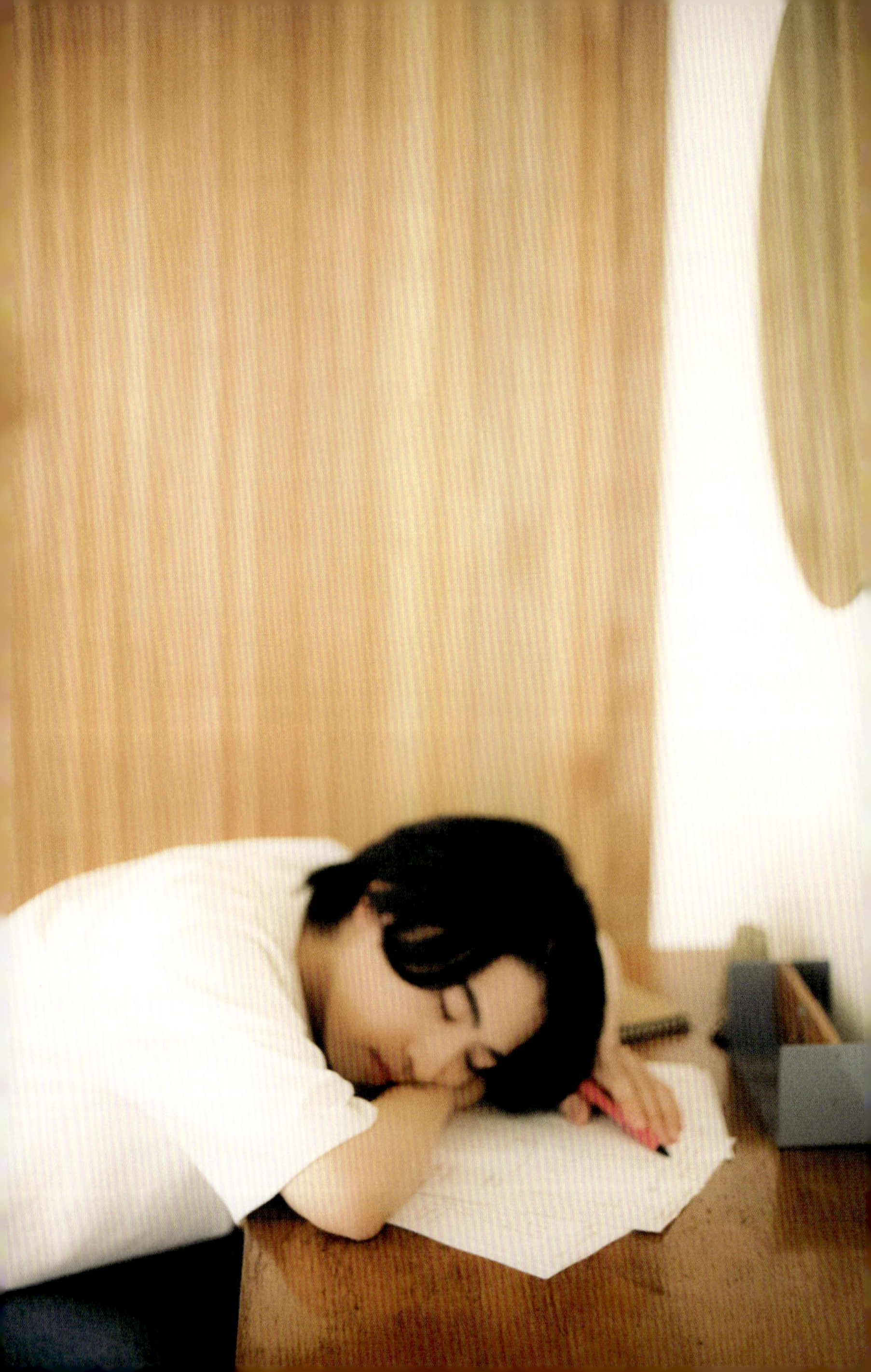

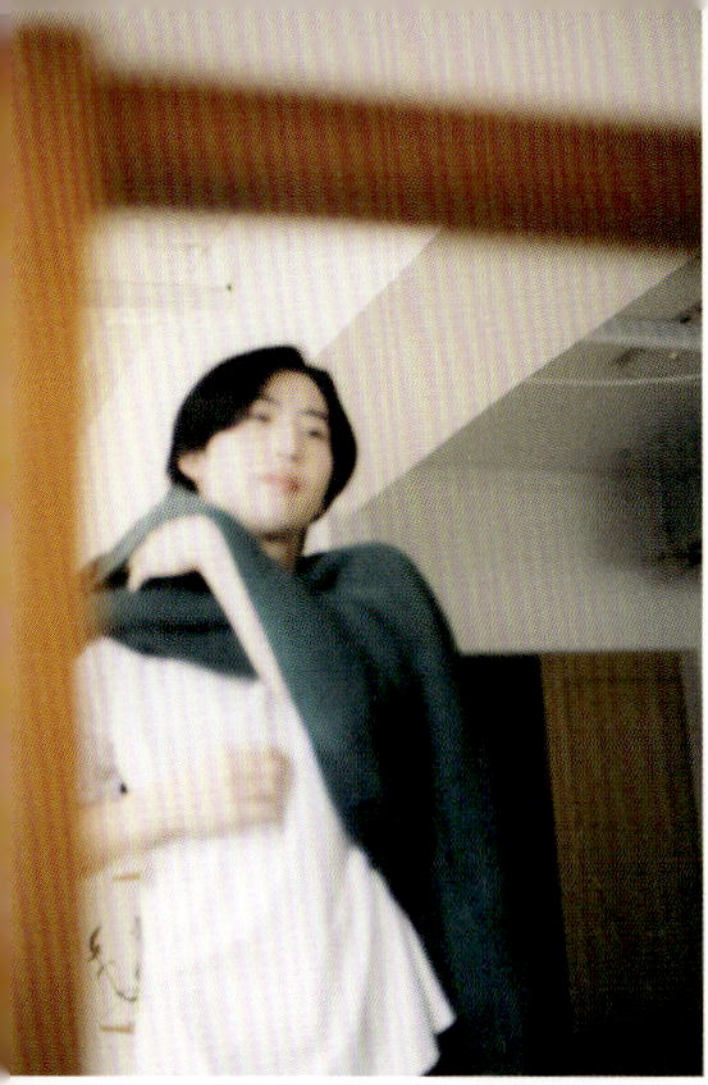
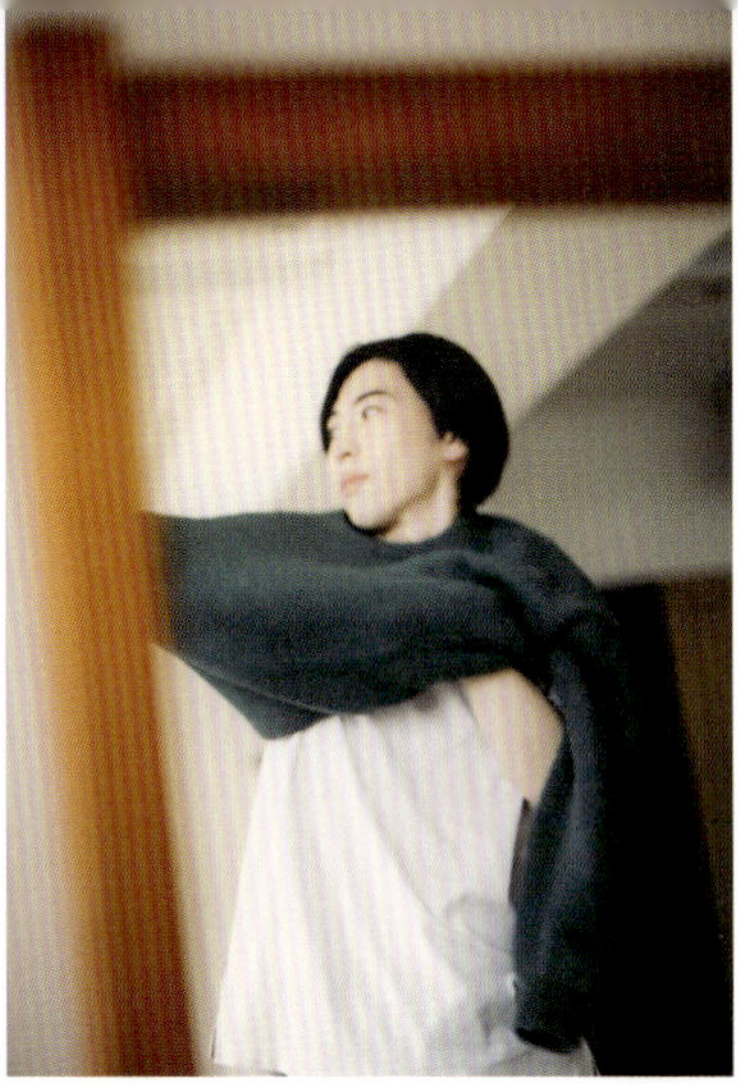
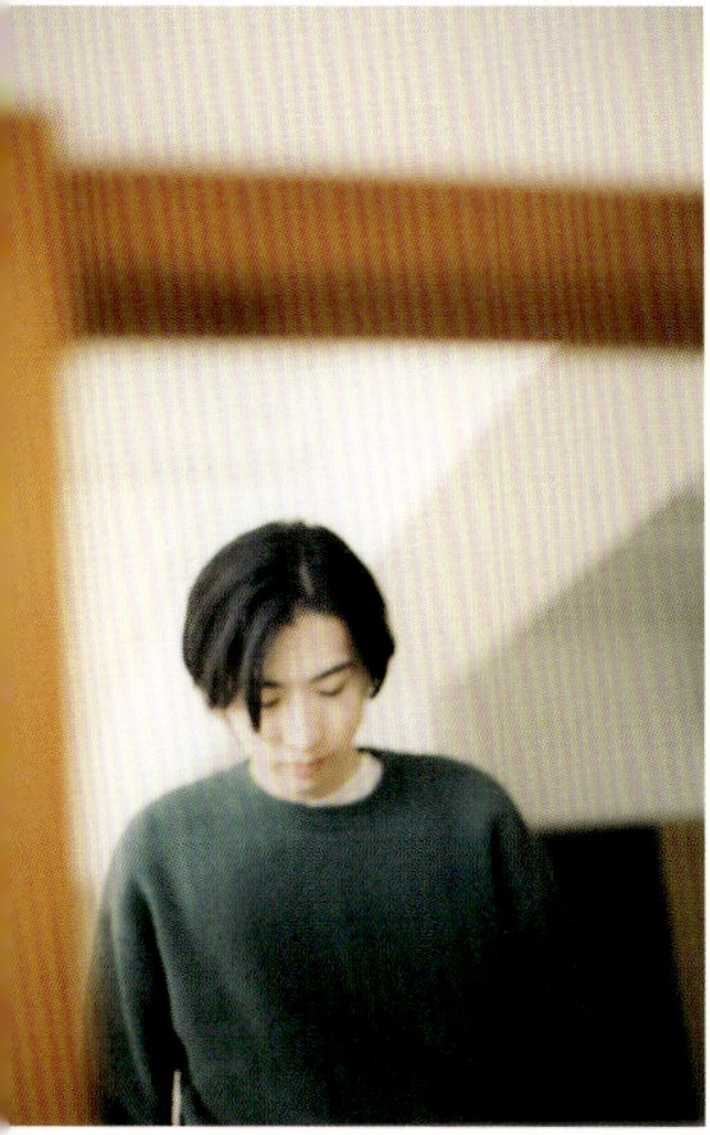
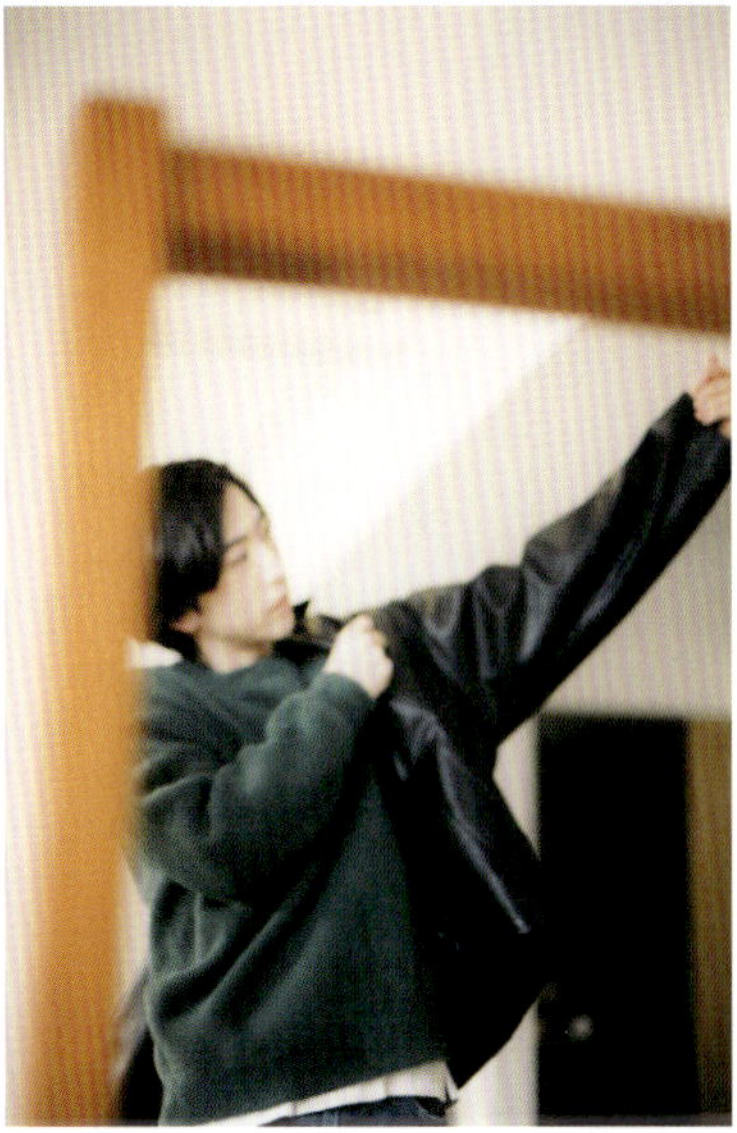

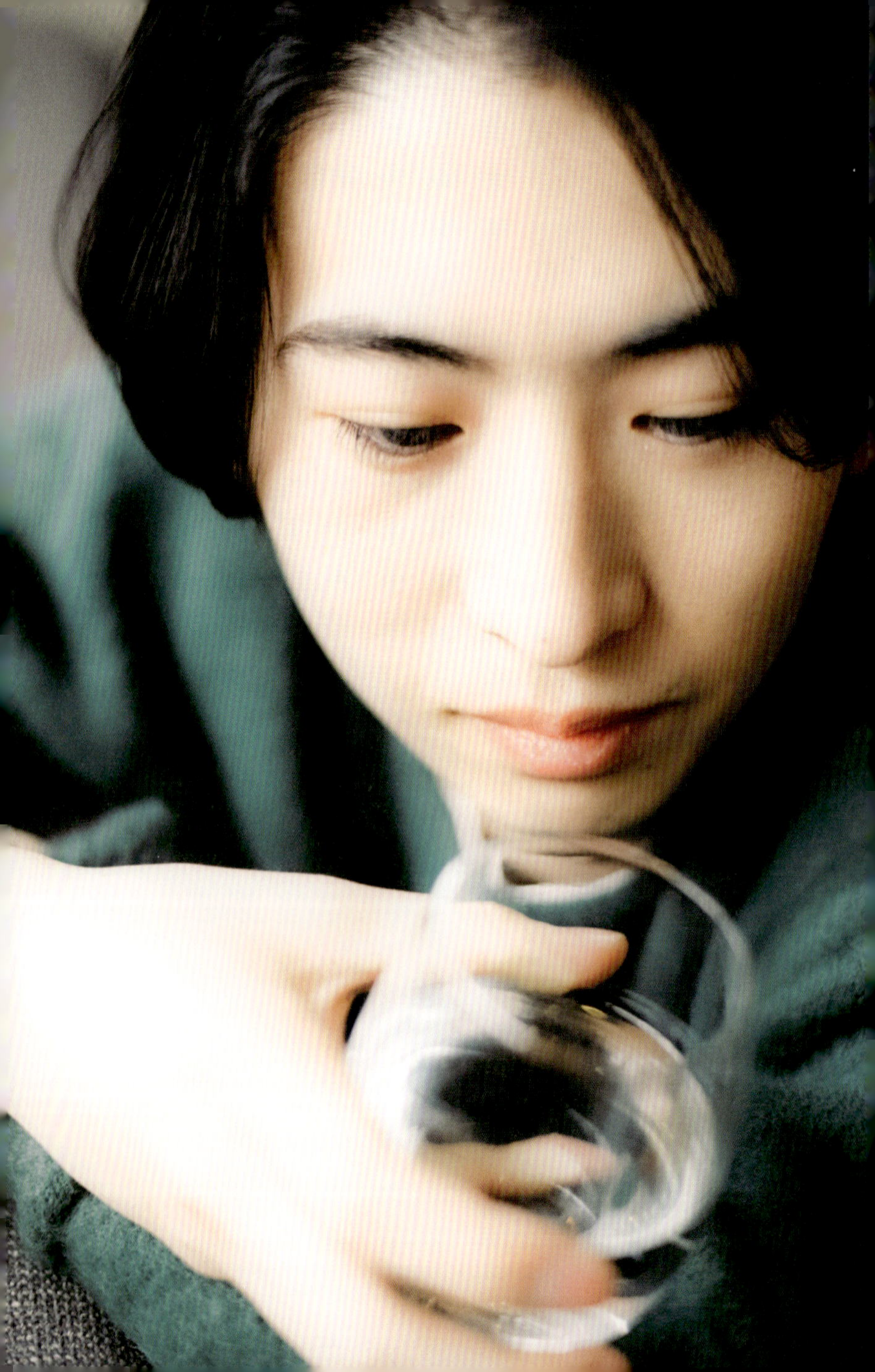

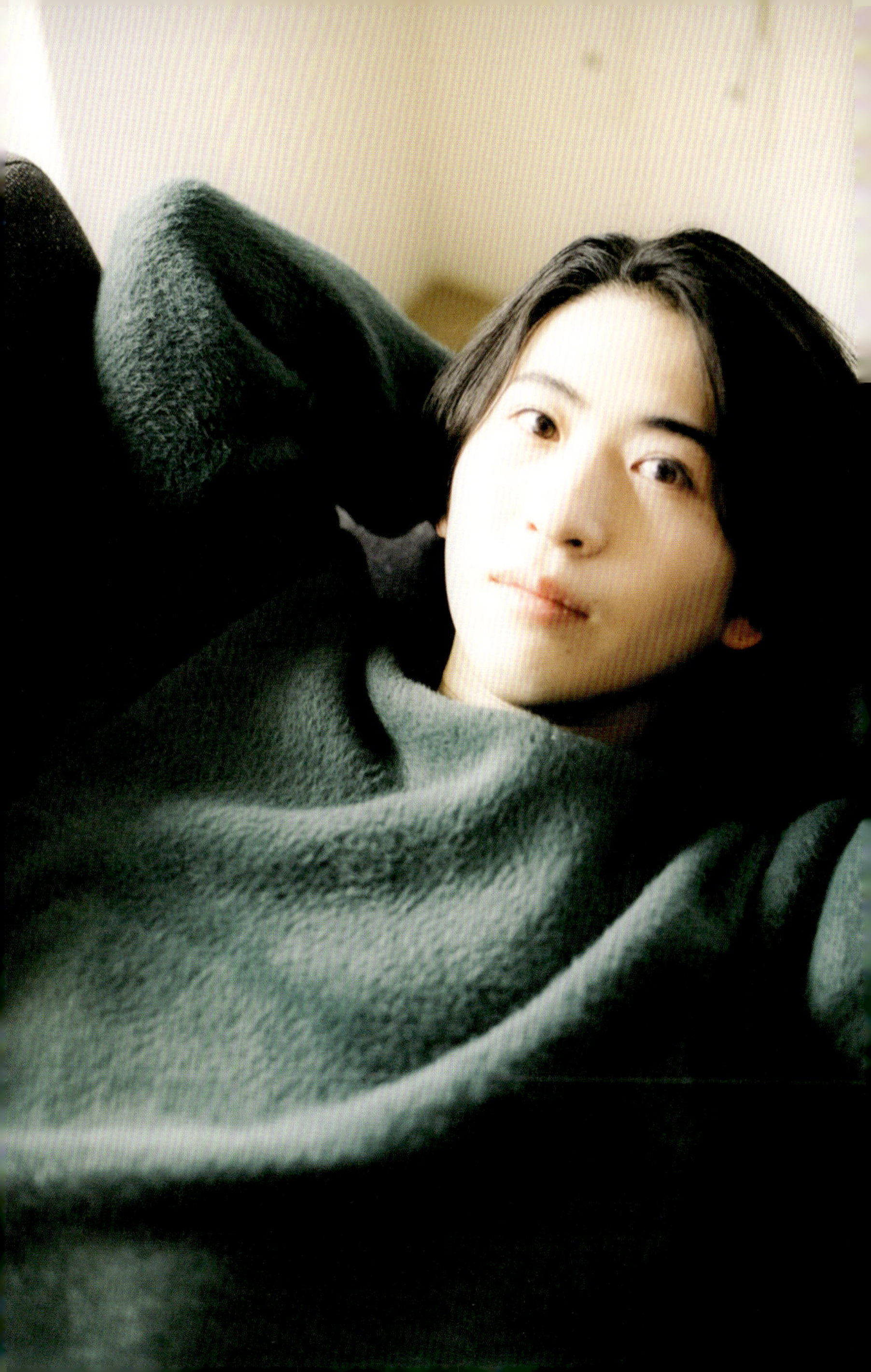

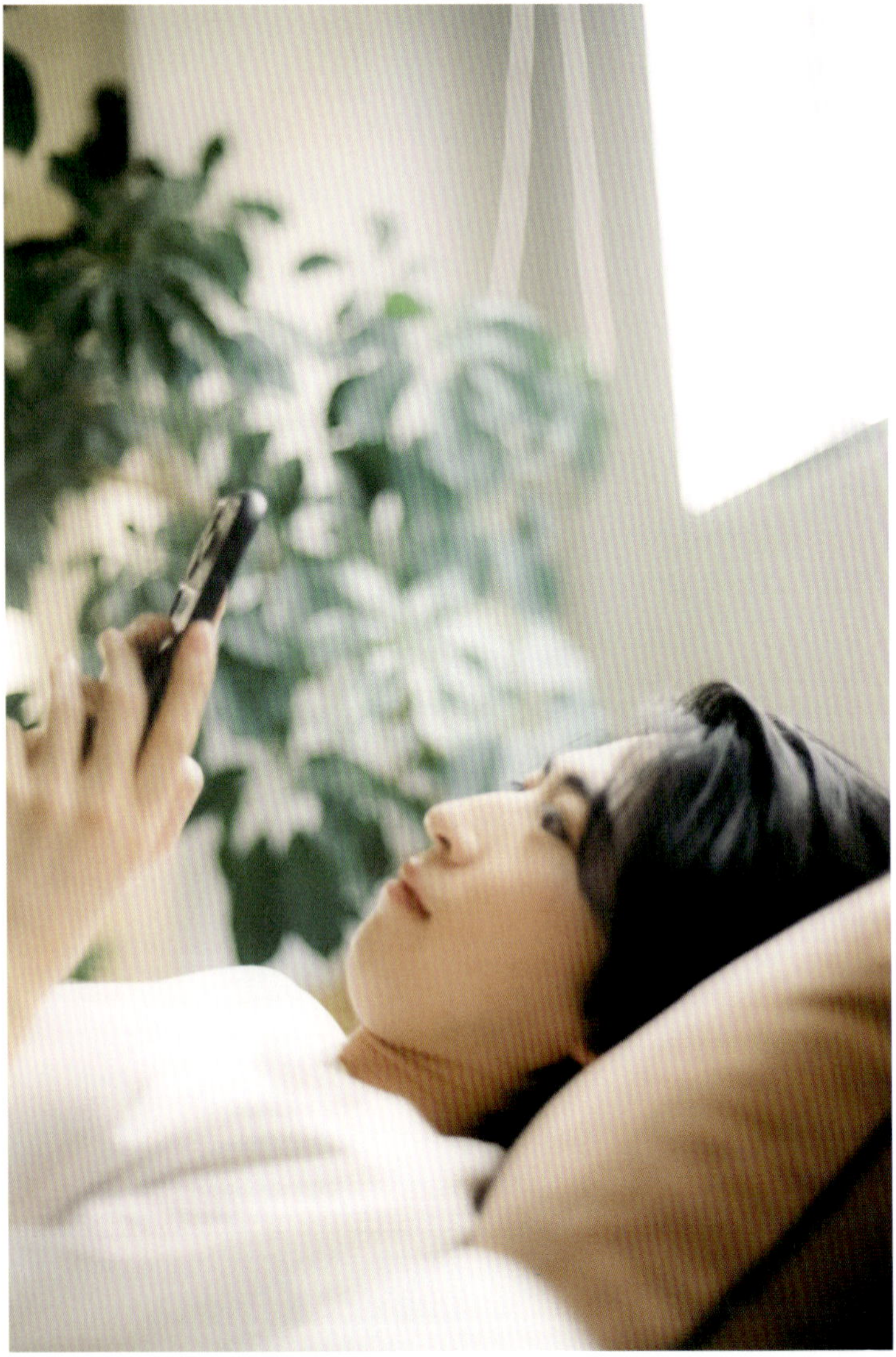

はじめに

まず、この本を読んでくださり本当にありがとうございます。本書を手に取ってくださったのは、僕のことを親目線で応援してくれているファンの方でしょうか？　毎日全力で、病棟を駆け回る看護師の方でしょうか？　それとも、日々の生活や仕事を一生懸命に生きている社会人の方でしょうか？　何はともあれ、どんな方でも嬉しい限りです。

改めて自己紹介をさせてください。僕は、男性でありながら、看護師という女性の多い社会に飛び込んだ、えぼしと申します。そして、男性看護師として働く傍ら、YouTube活動をしています。

看護師は、ドラマや映画でもよく目にする、広く知られた職業かと思います。そんな看護師は、患者さんの命を預かるという職業柄、プレッシャーがかかることが山ほどあります。それに、男性看護師ならではの苦悩もあるんです。周りは女性だらけですから、肩身が狭いのです。

本書では、そんな男性看護師の実態や、看護師になるまでの経緯、看護師という仕事の裏側、これまで働いてきた中で遭遇した数々のエピソードなどについてご紹介しています。また、僕の生い立ちや、癖が強い家族、看護師として働きながら行っているYouTube活動のことなど、プライベートについても触れています。随所でクスッと笑える内容になっているので、僕を知らない人でも楽しめる書籍に仕上がったかと思います。

ハードな日々だけど、毎日躓きながらも踏ん張って生きています。本書を読んでいただいた皆様に、少しでも、前向きな影響をもたらすことができたら、僕は幸せです。

Index

PART 1
白衣を着る前の物語

PART 2
白衣の裏側

PART 3
男性看護師ですが何か?

PART 4
看護師×YouTuber 2つの世界を駆け抜けて

PART 5

お悩み軽減ステーション

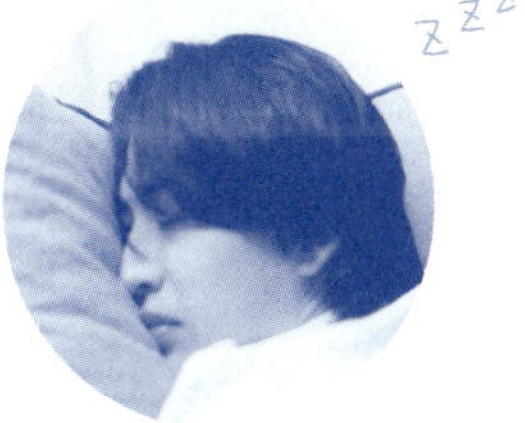

STAFF

+ブックデザイン
柴田ユウスケ、吉本穂花（soda design）

+写真
ヨシノハナ

+ヘア&メイク
小島亜弓

+DTP
キャップス

+校正
鷗来堂、安部いずみ

＊写真はすべて本人私物です。メーカーへのお問い合わせはご遠慮ください。

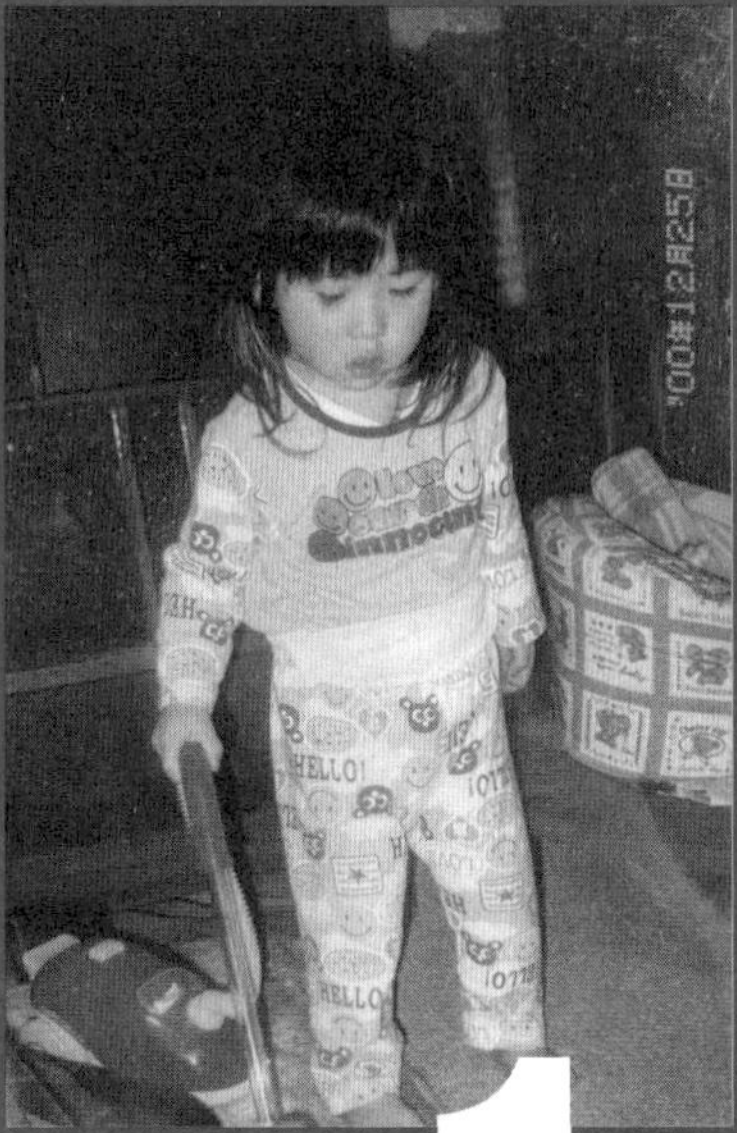

PART 1

白衣を着る前の物語

長野で虫取り小僧爆誕

改めまして、僕の名前はえぼしと申します。もちろんこれは本名ではなく、芸名みたいなものです。

この名前の由来ですが、僕が住んでいる長野県の山の名前からいただいたものになります。長野県のほとんどの小学校は、遠足で必ず登山に行きます。そんな中、僕が通っていた小学校は、烏帽子岳という標高2000mを超える山に登っていました。本名でも良かったんですが、少し照れくさかったのと、長野県を代表する人になりたい！　という目標と願いを込めてそうさせていただきました。

1997年9月1日、僕は長野県上田市で生まれました。長野県は知っていても上田市を知らない人に少し説明すると、映画『サマーウォーズ』の舞台で、あとは2016年にテレビで放送されたNHK大河ドラマ『真田丸』の舞台の土地です。まあ、都会というには少し無理があります。多少不便でも、僕は、すぐ後ろを振り返れば一面山という、のびのびした環境で暮らしていました。

小さい頃の僕はとにかく虫が好きで、田舎という好立地を活かし、虫取り網を片手に虫かごを首にぶら下げ、トンボや蝶々、カブトムシを捕獲しまくっていました。小川も沢山あったので、そこではサワガニも乱獲していました。まさに虫取り小僧とは僕のことです。

でも、これらの生き物は食べませんよ？　飼うんです。しばしば、長野県民は虫を食べる民族であるとテレビやネットでも見ますし、『信州人虫を食べる』（信濃毎日新聞社）といった本まで出ていますが、長野県民代表として訂正させてください。虫を食べるのは、ごく一部の県民だけです。長野県民＝虫を喰らう民族、という固定観念は捨ててください。

当時の僕は、地元の食物連鎖の頂点に立ち、夏はゴジラの如く、生態系を破壊するほど暴れていました。そんな虫たちと触れ合うことでの学びもあります。虫に触れる力加減、虫との距離の取り方、命の儚さ、そして、女性は虫が嫌いな人が多いということ。カブトムシを捕まえたので女の子に見せに行くと、悲鳴を上げながら逃げて行きます。そんなに速く走れたの⁉　というくらいに。

そんなこんなで小さな頃の僕は、野原を駆け回り、生き物と戯れることが好きな活発な男の子でした。幼少期からの好奇心に溢れ、走り回り、活気に満ちた性格が、今の看護師という緊張感ある職場でも、体力的・精神的な負担を乗り越えることができる1つの要因となっているのかもしれません。

5人きょうだいの長男

僕は5人兄弟の長男です。5人兄弟であることを告白すると、ほぼ全ての人から驚かれます。少子化が進む現代に、5人はだいぶ貢献しています。母よ、尊敬します。きょうだいの内訳は、男4女1と、圧倒的に男が多い構成となっています。一番下の妹とは、14歳も歳が離れています。僕が中学2年生の時に生まれました。ということはです。妹が高校1年生になる頃には僕は30歳。時の流れとは恐ろしいと感じます。こんなに歳が離れているきょうだいもまた珍しいと思います。でも、歳が離れている分、小さな妹ができた時は嬉しく、可愛かったことを覚えています。なんたって初の女の子が誕生したわけですから。

しかし、妹も小学校高学年になり、僕が妹の書いた学級日誌を見ようとすると怒り、「ピアノ弾いてよ」とお願いしても「嫌だ！」と敬遠されるようになりました。あぁ、これが思春期なのかと察しました。学級日誌くらい見せてくれてもいいじゃないですか（泣）。好きな男の子に想いを伝える恋文でも書いてあるんですか？　それならしょうがないと思いつつも女の子の扱いは難しいと知りました。あの時は配慮が足りなくてごめんなさい。

昔は「えぼしにんに」と呼んでくれていたのに、いつからか名前も呼んでくれず、「ねぇー」とか、「あのさー」とかの呼びかけが多くなりました。今では「えぼしにんに」と呼んでくれるのは3番目の弟と4番目の弟だけになりました。3番目の弟に関しては大学生にもなって「えぼしにんに」呼びは恥ずかしいような気もしますが、小さい頃からそう呼ばれていたので今更変えるのも違和感がありますし、良しとしましょう。

あと、顔は似ているんですか？　とよく聞かれます。顔は全然似ていないと思います。あえて言うなら、3番目の弟とは似ているかもしれませんが、年子の弟とは似ても似つかないほどです。

現在、長野に残っているのは4番目の弟と長女、そして僕です。あとの2人は上京してしまいました。なので、5人全員が揃うのってかなりレアなんですよね。そもそも僕の休みが不規則なため、僕以外が揃っても僕がいないし、僕が行く時には2、3番目の弟は既に東京に帰ってしまっています。

けれど、5人全員が揃った時には賑やかですよ。あとは人の密度が高くて暑苦しいですね。でも、それも、5人きょうだいの良いところなのかもしれません。

よく考えてみれば、これまでにきょうだいだけで撮った5人の写真ってありませんね。家族みんなが集まるのは珍しいので、つい他の人も一緒に写っちゃって。歳を重ねるごとに、きょうだいそれぞれが成長して、自分の人生を歩んでいるからこそ、5人で一緒にいる時間が貴重だと感じます。次に全員揃った時には、きょうだい5人で写真を撮ろうと思います。その時が楽しみです。

寝床は押入れ

僕は小学生の時は、押入れで寝ていました。え？　なんでそんなイレギュラーな所で寝ていたの？　と思いますよね？

寝床が押入れと聞いて、思い浮かぶキャラクターといえば？　そう、ドラえもんです。僕はドラえもんが大好きでした。大好きなキャラクターの真似がしたかったので、押入れの上段に布団を敷きました。押入れの寝心地も悪くはないんですよ。

「ドラえもんと同じことしている〜」と、僕は大満足していました。もちろん、親からは「危ないから、やめなさい！」と注意を受けていましたが「襖も閉めるし、大丈夫だよ」と、高を括っていました。

そんなある日、事件が起きました。いつも通り押入れに入り、いつも通り目を閉じました。すると、次に目を覚ましたのは押入れの中……ではなく床の上で、母親の膝に頭を乗せられ、心配そうな顔で覗き込む母親の顔がぼんやり見えました。そうです。寝相が悪く、襖を無意識に開け、そのまま押入れから床に転落し、気を失ってしまっていたのです。僕は何が何だかわからなかったのですが、母親から「すごい音がして見にきたら落ちていて、動かなかったんだよ！」と大きな声で説明されました。確かに、頭や足が少し痛むな、と感じていました。

結果として、身体はどこも問題はありませんでした。しかし、もちろんその後は沢山叱られ、押入れでの睡眠は禁止となりました。皆さんも押入れの上段で寝たいなんて思っていたら、やめておいた方が身のためですよ。

それからというもの、寝る場所には必ず安全を考慮するようになり、ドラえもんのように危険なことはせずに過ごすようになりました。今でも、ドラえもんのアニメを見るたびに、あの頃の思い出が蘇ります。あの時、押入れで寝ていた自分には、ちょっとした冒険心があったんだな、と今になって思いますが、やっぱり無事で良かったと改めて感じています。

一人暮らし初心者の失敗談と成長

僕が初めて一人暮らしをしたのは、高校を卒業してからです。生まれてから18年間ずっと実家暮らしでした。やっと卒業できると思ったら、修学旅行前日のようなワクワクが止まりませんでした。なぜなら、口うるさい家族がいない空間なんて自分の好きなようにできるし、最高だと思ったからです。

初めての僕の新居は、2DKのアパートでした。一人暮らしとしたら十分すぎる広さでした。でも、のびのびした広い家に憧れがあったので、親に全力で頼み込み、2DKのアパートに決めました。

しかし、家族総出で引っ越しを終え、家族が帰ったらすぐ感じたことがありました。「え、静かすぎない?」と。シーーーンとしているんです。クイズ番組を見て、大きな声で答えを言っては喜んでいる祖母の声や、日本語なのかもわからない祖父の寝言、唐揚げの大きさで揉めている弟たち。一人暮らしをすれば清々するかと思えば、寂しさの方が勝っていました。

そこで僕は、看護学校で仲良くなったメンズたちを毎日家に呼びました。友達のアパートは1Kが多い中、僕は2DK。最初は友達2人を呼んでいたのが、気づけば8人ほどの大家族になっていました。なんなら、僕のアパートに住みつく友人もいました。住みつかれたら、鬱陶しいと思う人もいるかもしれませんが、そんなことは一切思いませんでした。なんだかんだ、1人は寂しいと思い知った経験です。

一人暮らしは親がいない分、家事を全て1人で行わなければいけません。お恥ずかしい話、当時の僕は、大して家事をしたことがありませんでした。そんな僕が急に一人暮らしなんて、できるはずもなかったのです。ご飯すらまともに炊くこともできませんでした。

とりあえず、ご飯を炊こうと思い立ち、「よくわからないけど、5合とやらが2人前くらいかな？」と思いました。計量カップを使わずに、お釜の内側に書いてある目盛をロックオン。本来は水の量を示すものですが、当時の僕は、5合を炊くには5の目盛までお米を入れるのだと思い込んでいました。そして、とんでもない量のお米を炊飯器にぶち込みました。そこで思いました。「水ってどのくらい入れるのだろう？」と。少し考え、「お米が少し水に浸っていれば大丈夫だ！」と思ったんです。その後、いざ炊けたお釜の中を覗き込むと、カッピカピのご飯と対面しました。

そこで普通なら炊き方が間違っていたのだと気づくところを、僕は「炊飯器が壊れてやがる！」と、上手く炊けなかった原因は全て炊飯器にあるという理不尽すぎる結論を導き出しました。その後、親に炊飯器が壊れていると連絡をしたところ、案の定、僕のミスを指摘され、ご飯の炊き方を怒られながら学んだのでした。やはり、親の存在は大きいですね。ありがたみを知りました。いつもありがとう。

捨て猫を引き取ったら……

僕は動物が大好きです。特に、犬と猫です！　昔は、チワワとポメラニアンを1匹ずつ飼っていました。2匹とも、家族以外の人を見ると元気よく吠えるタイプの、人見知りなワンちゃんたちです。そのため、街中を散歩した記憶はなく、誰もいない公園や、祖父のりんご畑で戯れることが多かったです。

そんな2匹も元気よく16歳くらいまで、人間換算すると、お爺ちゃんくらいまで長生きしました。2匹が天国に行ってからペットはずっと飼っておらず、「ペット飼いたいなぁ〜」と心のどこかで思っていました。

高校生の時、僕の仲の良い友人が、SNSで「捨て猫を拾ったので、飼える人は連絡ください」と発信していました。その投稿を見て、僕はすぐに連絡しました。「僕の家、飼えるよ」と。生き物を飼うというのは簡単ではないのに、親の許可もとらず、あまりにも無責任だったことは今でも反省しています。

どんどん話が進み、3日後には親に相談できていないのに、捨て猫を引き取る日になってしまいました。もう何年も動物を飼っていなかったので、寂しさもあったんだと思います。捨て猫を引き取り、実際にその子と目を合わせると、天使のように可愛く、心を奪われました。ものすごく人懐こく、おびえる様子も見せずに、僕の足に顔をすりつけてきました。その子を抱きかかえ帰宅し、僕は親が帰ってくるのを待ちました。

待っている間は、親に何と言われるのか予想がつかなかったので、ドキドキでした。そして母が帰宅し、猫を抱きかかえながら、僕が一言。「友達から捨て猫貰ってきちゃった」。母のギョッとした顔を今でも思い出せます。でも、弟たちは大歓喜。子どもと大人でこんなにも反応が違うのかと、自由研究にでもしたいくらいです。母は、困惑していました。「え！　そんな急に⁉」と。

そんな母にも猫ちゃんは持ち前の人懐こさで歩み寄り、母、そして家族のハートをゲットしました。母も「飼ってもいいかも？」と考え始めたところで、子どもたちからも追撃の「飼おうよ飼おうよ‼」コールです。そして、しっかり世話をする約束をした上で、正式に僕の家族の一員となりました。

その子には、小さな鈴がついた首輪をつけました。歩くたびに小さく「チリンチリン♪」と奏でます。その様子を見て、兄弟会議を行った結果、名前はりんとなりました。りんが家族になってから、毎日の生活がとても楽しくなりました。朝起きると、りんが嬉しそうに駆け寄ってきて、ひとしきり甘えます。そのたびに、心が温かくなり、どんなに忙しい日でも、りんがいてくれるだけで元気が出ます。顎の下をさすると気持ち良さそうな顔をして、とっても可愛いんです。りんのおかげで笑顔が溢れ、家族の絆も一層深まったように感じます。時には、壁の一部を爪で引っ掻くという、おいたがすぎることもありましたが、それら全てを踏まえても、大切な家族の一員です。

LANケーブルちょん切る祖母

中学生の時は複数人の友達と電話しながらパソコンゲームをすることが好きでした。学校が終わり家に帰れば、夕飯を食べ、勉強をサボり、友達とパソコンゲームをしているのが当時は一番楽しかったんです。特に熱中していたのは、銃を使って敵を倒すというなんとも男が好きそうなゲームです。

しかし、勉強をサボってゲームばかりしているなんて、どこの家も許すわけがありません。もちろん僕の親や祖母も。ゲームをやるなら、勉強をしてから、そして22時までというルールが決められていました。でも、友達とゲームを始めるのはいつも21時過ぎ。一緒にできるのは1時間未満と非常に短い時間でした。友達とのゲーム中は、あまりにも盛り上がりすぎて、体感は10分ほどです。

そんな中学生時代の僕が、ゲームは22時までというルールを守れるわけがありません。当時の僕は考えます。電気を消したとしても、パソコンの明かりや友達と話す声でバレてしまうと。そこで僕は、布団や毛布をかき集め、ロープとガムテープを用意し、布団や毛布をテント状に張り巡らせ、パソコンの明かりと僕の声を遮断しようとしました。その結果、見事に僕の工作は実を結び、22時を過ぎてもバレることなく、ゲームを楽しめるようになりました。

そんなある日、いつものように自家製テントを立ててゲームをしていると、いつの間にか後方の一部分が崩壊し、パソコンの明かりと声が筒抜けになっていました。ゲームに集中していたので気づく余地もなく、祖母にバレて、大いに叱られました。「もうやりません」と祖母に誓った3日後、やはり友達とゲームをしたくなり、懲りずに全く同じことを繰り返しました。テントは完璧に設置できていましたが、祖母は疑い深い人です。耳を澄ましていたのでしょう。22時を過ぎても僕の話し声が聞こえ、起きてゲームをしていると勘づいたのです。

そんなこともつゆ知らず楽しんでいたら、いきなりゲームの画面と音声が切れてインターネットに接続できなくなりました。何故だろう？　と、トイレに行くふりをして、Wi-Fiのルーターを見にいくと、祖母が鬼の形相でハサミを持ち、LANケーブルをちょん切っていました。しかも、何ケ所も。1ケ所切れば繋がらなくなるのに、祖母はネットのことは詳しくありませんでした。1ケ所くらいなら、テープか何かで繋げれば、また復活できるのだと思っていたのでしょう。

その光景を見た僕は「何してんの⁉⁉」と怒り、口論になりました。少しの間お互い口も利きませんでしたが、その後、ルールを破った時の罰を決め、和解となりました。破った時の罰はインターネットの解約、食事提供なしです。それは非常に困ります。

でも、ゲームができる時間を23時までに延ばしてくれたので、そこからは素直に守っていました。罰が強力すぎますからね。いやー、ほんとにこんなファンキーな祖母はなかなかいませんよ。僕の自慢の祖母です。

片付けられない僕VS.片付けたい母

僕は生まれつきの性格もあり、片付けがあまり得意な方ではありませんでした。学校で配られたプリントや教材などが山のように積まれていきます。

さらに、自分自身「すごいなぁ〜」と思っているのは、倒れないように高く積むことができることと、どこに何があるかを把握していることです。他の人なら何十分もかけて捜すところを、きちんと把握している僕は、一瞬で見つけ出します。

とにかく、僕は、物を捨てるという決断が苦手でした。「いつか使うのではないか」「思い出もあるしなぁ〜」この考えに尽きます。大抵使わないのは頭ではわかっていますが、捨てようと思うだけで気持ちがしんどくなります。

そして、片付けられない僕と、片付けたい母親は、片付けを巡って衝突を繰り返していました。そんな中で僕が身につけたことといえば、なんとなく怒られそうなラインを見極め、あたかも片付けたかのように誤魔化すことです。根本の片付けの仕方を覚えるのではなく、母を騙す術を磨きました。

僕はディズニーランドで買ったパンツに穴があいても、せっかく現地で買ったし、思い出も詰まっているので捨てずに取っておく人間でした。あ、パンツがそれしかないわけではないですからね？　そこは勘違いしないでください。今考えれば、我ながら何をしているんだと呆れてしまいます。

そんな不用品の処分が苦手だった僕も、引っ越しを機に思い切って整理整頓しました。サイズが合わないトップスや、1年以上履いていない靴、動かない時計などを一気に捨てることに。捨てられなかったものも、だんだんと何も考えずに分別できるようになり、身体もスッキリするような気がしました。

不用品を処分することでスペースが広がると、部屋が綺麗になります。部屋がスッキリすると、掃除の手間が減り、清潔な状態を保ちやすくなります。掃除に取られる時間が減ることで、心にもゆとりが生まれ、結果的に運気がアップする気がするんです。さあ、不用品の処分が苦手なあなたも、これから捨てる決断をしてみませんか？

生き物耐性、祖母からの教え

小学3年生から祖母とも一緒に暮らし始めました。LANケーブルをちょん切ったあの祖母です。そんな祖母から学んだことは数多くありますが、その中で1つ、みんなから驚かれる学びがあります。それは、生き物は皆家族ということです。さっぱりわからないと思うので説明します。

僕の実家はご存じの通り、森や林に囲まれたど田舎にあります。そんな立地に住んでいると、家の中で、色んな生き物に遭遇します。布団に入り目を閉じていると「タタタタタタッッッ！！！」天井の上を小動物が元気よく駆け抜けていきます。たぶんネズミでしょう。あとは「ピリリリリ〜♪」声のする方を見れば、こんばんはキリギリス。電灯付近には、蛾が華麗に舞い飛んでいます。

こんな生き物が家の中にいれば、しょっちゅう悲鳴が上がり、トラウマになりそうです。僕も祖母に早く外へ追い出すよう、何度も頼みました。すると祖母は決まってこう言います。「いいの。飼っているから」「は？？？？？？？？？」僕は理解に苦しみました。飼っているなんて、嘘に決まっています。絶対、立ち上がりたくなかっただけです。

百歩譲って飼うのはいいけど、それなら、放し飼いはやめろと言いたい。祖母は、子どもの頃から今日までの経験から、生き物耐性が他の人より高いだけです。「現代人の感性と一緒にするな！」と何度も思いました。

でも結局そんな祖母と何年も暮らせば徐々に動じなくなってきました。今では、ネズミが床を走っていようが、カナブンが飛んでこようが、「お～、元気だなぁ～」としか思わないほどに成長しました。慣れとは怖いものです。しかし、僕は自分の子どもには間違いなくこう言うでしょう。「生き物は皆家族。でも放し飼いはせず、虫はちゃんと虫かごの中に入れて飼おうね」と。

野球部からの帰宅部

僕は中学生の時は野球部に所属していました。それまで野球経験はありませんでしたが、興味があったのと、仲の良い友人たちが野球部に入部したのがきっかけです。そして野球部はもちろん、みんな丸刈りでした。今そのことを周りに話すと、毎回驚かれます。僕も髪５㎜の丸刈りでした。

そんな僕の野球のポジションは、ライト。あのイチロー選手と同じポジションでした。野球部では礼儀や大きな声で挨拶する習慣が身につきました。校歌も全力で歌いますし、準備運動の掛け声の大きさも群を抜いていたと思います。

そんな野球部で一番辛かったのは、冬の時季の体力作りです。冬は雪が降るので、グラウンドが使えないため、夏のように試合はしません。なので、ランニングや素振りなどがメインの練習になります。学校の外周を10周したり、上り坂をダッシュしたたりするなどといったメニューが、最高にしんどかったです。しかし、どんなにきつくても、仲の良いチームメイトのおかげで、高校に行っても野球を続けたいなと思っていました。

ですが高校に入学した僕は、野球部ではなく帰宅部になったのでした。それは何故か。理由は2つあります。1つ目は、練習を夜遅くまで行っていたことです。夏は遅い時は21時近くまでやっていると聞きました。しかし、遅くまで練習するということ自体はそんなに大きな問題ではありませんでした。

問題は2つ目の理由です。それは、僕の家から高校までの距離が異様に遠かったことです。その距離は片道約17㎞。往復34㎞になります。これは、東京駅から横浜駅までの距離に相当します。そう、僕は年中、自転車で東京駅から横浜駅区間のシャトルランをしていたんです。自転車で片道1時間半漕ぐ登下校を踏まえて部活をするのはキツすぎると思ってしまったんです。

僕が住んでいた地域は田舎すぎて、バスも丁度いい時間帯になく、自転車の選択肢しか残されていませんでした。21時まで練習して1時間半かけて家に着くのは22時30分。無謀です。なんなら帰宅部と言うのは可哀想。帰宅部（自転車競技部）とでも言いましょうか。

この2つの理由が帰宅部（自転車競技部）を選んだ理由です。登下校には上り坂も随所にあるので、母親が電動自転車を買ってくれました。しかし、登下校の距離が長いので、行きだけで電動自転車の電池が切れ、帰りはただの重い自転車になってしまうほどでした。

しかし、そんな苦楽を共にする友人が2人いて、毎日3人で登下校をしていました。そして高校3年生になり僕らは原付の免許を取得し、ブゥウゥウゥン!!!!!　という快音を轟かせ登校をするようになりました。そんな僕らは在校生からこう思われてました。田舎の暴走族3人組と。

高校生時代の夕飯は白飯と大根おろし

高校生の時、ご飯は祖父母が作ってくれることが多かったです。学校から帰宅するとまず祖父が迎えてくれます。当時、祖父母はまだ仕事をしていました。祖父は夜中2時に起きて新聞配達、祖母は介護士として老人ホームで働いていました。

家に帰ると祖父は必ずいてくれました。「お腹すいたぁ」と言うと、「よし待っていろ、今からご飯作ってやるわな」と祖父がすぐに立ち上がってくれました。祖父の手作りご飯なんて、何が出てくるのか楽しみですよね！　祖父は冷蔵庫から大根を取り出して、おろし金で一生懸命、作ってくれます。5分も経たずして、祖父の声が聞こえてきます。「ご飯できたぞ〜」めっちゃ作るの速いじゃん！　とウキウキしながら席に着くと、思わず二度見してしまう献立でした。

テーブルの上に置かれているのは、山盛りの白飯と大根おろしです。しばらくすると慣れてしまってなんとも思わなくなりましたが、今思えばあの時の、あの空間だけは、多分戦国時代でしたね。あとは、たまにチキンナゲットが出たり、もずくが出たりと、バリエーションは割と豊かでした。あ！　ごくまれに豪勢に秋刀魚が焼かれていましたね。

「食べ盛りの高校生なのにそれで足りるの？」と思う人もいるかもしれませんが、大根おろしだけでも結構いけますよ？　ホカホカのご飯の上に大根おろしをのせて、醤油をかける。食べたことがない人はぜひ試してみてください。

学校でそのことを友人に話すと、沢山笑われましたね。「質素すぎるでしょ！」と。毎日が大根おろしと白飯というわけではないですが、祖父の献立のインパクトが強すぎて、毎日白飯と大根おろしだったと錯覚するほどです。でも一生懸命大根をおろしてくれた祖父のご飯はありがたくいただいていました。作ってくれてありがとう。

英語アレルギー

苦手な教科を聞かれたら、真っ先に英語と答えます。英語の授業は小学校から始まりました。最初はゲームをしながらの授業だったので「英語って楽しいかも！」と思いました。

でも、徐々にゲームから英文を読む練習へと変化していき、難しい英単語が増えてきた中学3年生辺りで「あ、英語苦手だ！」って思ってしまいました。しかも、さらに発展して「なんで日本人なのに、英語なんて学ばなきゃいけないの？」という、身も蓋もない考えまで浮かんできました。そういう思考になった時から、英語の勉強をしたとしても頭にスッと入らなくなってしまい、さらに英語が苦手になるという悪循環に陥りました。そして僕は英語アレルギーになったわけです。

しかし、英語を活用し仕事をしている友人や、世界の異なる文化に触れている友人たちを見て、今更ながら英語の重要性に気づいたんです。英語は世界中で一番話されている言葉であり、英語が使えるようになるということは、多くの国で言葉の壁を感じずに旅行や生活をすることができたり、ネット上で何倍もの情報を収集できたり。日本と全く異なる文化や価値観、情報に触れる経験は、自分の視野を広げてくれると思います。

なので、今、僕の本棚には看護の参考書、自己啓発本、そして、英語の参考書がズラッと並んでいます。英語は苦手だけど、苦手なことを頑張る、挑戦すると、自分には足りなかったスキルや考え方を知れるし、自己理解が深まると思っています。

苦手だったことや難しく感じることを優先して行っていくと、今まで以上に時間がかかったり、失敗や困難を感じたりすることが多くなると思います。でも、その分、新しいことにどんどん挑戦する習慣が身につくので、今は英語が苦手から少し好きになるように努力をしています。学生時代に英語が苦手だった方も、僕と一緒に頑張ってみませんか？

パーマ恐怖症

僕は生まれてからずっと、癖毛に悩まされてきました。今でこそ癖毛を活かしつつ、ヘアアイロンを駆使し、髪形をセットできるようになりましたが、中学生、高校生の時は自分の癖毛が大嫌いでした。特に梅雨の時季やスポーツの後は、額に汗が滲み、前髪がクネクネになりました。それが鬱陶しくて堪らなかったんです。

そんな時に、テレビでストレートパーマを紹介している番組に出会いました。クネクネの髪がサラサラのストレートになる映像を見た時は、心が躍りに躍っていました。ストレートパーマをかければ、僕も長年悩まされてきた「クネクネ」から解放されるのだと。とにかく、前髪だけでいいから、サラサラの髪にしてみたかったんです。

後日、ストレートパーマをかけに、初めて美容室に行きました。どのようなオーダーにするのか聞かれ、僕は「前髪にストレートパーマをかけてください」とオーダーしました。しかし、美容師さんは少し戸惑っていました。こんなにいい癖毛なのに、活かさないのは勿体ないと。

でも、当時の僕は、そんなの知ったこっちゃありません。癖毛を活かすなど、そんな高等テクニックは持ち合わせていなかったからです。半ば強引に、「ストレートパーマをかけてください」と要望を伝え続けました。そこで美容師さんから「前髪だけストレートパーマだと不自然になるので、やるなら全体にかけるか、前半分だけの方が良い」と提案されました。

しかし、当時の僕は、なんて頑固だったんでしょう。僕よりも圧倒的にお洒落で、髪に詳しい美容師さんの意見を参考にしなかったんです。「とにかく前髪だけ真っ直ぐになれば良い!!」と思っていたので、前髪だけの注文を通しました。

そして施術が終わり、鏡を見るとサラッサラの前髪が僕の目に飛び込んできました。注文通りの出来栄えに、僕は大満足のまま翌日、学校に向かいました。ずっと前髪がクルクルだったのが、ストレートになっているんです。みんなから注目されているのがすぐわかりました。「あぁ、やって良かった」と。

その時、仲の良い友人から言われました。「おい、お前その髪形変だぞ」「!?!???

？？？？」前髪だけ真っ直ぐで、他が癖毛だから違和感しかないし、とにかく変だと。その瞬間、一気に恥ずかしさが込み上げてきました。見せつけるように堂々と歩いていたことを思い出すと、穴があったら入りたい気持ちでした。

しかし、パーマをかけたものですから、元に戻すこともできませんでした。そして僕は「変な髪形」と言われながら、数ヶ月過ごすことになったのです。美容師さんの言うことを聞いておけばと後悔しましたし、そこからパーマ恐怖症となったのです。

その後、2～3年はパーマをかけずに過ごしていました。でも、雑誌などで、イケてるパーマをかけている人を見たら、「パーマいいなぁ～」と性懲りもなく思うんです。そして、パーマをかけては後悔する。そんな学ばない人は、この僕です。

あの日、僕は学校を休んだ

皆さんは、ズル休みをしたことがあるでしょうか？　ズル休みは良くないですが、息抜きは大切です。僕は看護学生時代に、1回だけズル休みをしたことがありました。ただ学校に行きたくないわけでもなく、勉強に疲れたわけでもありません。

休まなければならない理由があったからです。それは、乃木坂46のライブがあったからでした。この時点で、真面目な人からはグーパンチを貰いそうです。そう、当時の僕は、乃木坂46にハマっていました。1回でいいからライブに行ってみたいと思っていた時に静岡県でライブがあると知り、1人で申し込んだら奇跡的に当たったのです。跳び上がるほど喜びました。

しかし、僕は長野県民。静岡県までどうやって行くのか、困りに困りました。そこで、ダメ元で母親に、その日に僕を静岡県まで連れて行ってくれないかと懇願しました。お願いした時は「静岡⁉⁉」と驚愕していましたが、思っていたよりすんなりＯＫしてくれました。ライブ中は、温泉に入っているから楽しんできてと。なんて寛大な母でしょうか。乃木坂46の次に好きです。

しかし、その日はど平日。普段は学校にいる時間で、みんなは勉強している。僕だけ休んでいると思ったら、申し訳ない気持ちも出てきました。先生に、休む理由は偏頭痛、ということで連絡をしました。これで、全力でライブを楽しめる！　と思ったら、その日の午前中に、クラスメイトから「頭痛いの大丈夫？」と、気遣いの連絡がきました。僕の嘘でみんなを心配させてしまったと考えたら、罪悪感がたくさん芽生えてきました。そのため、その時、僕は誓ったんです。これからは、仮病を使ってズル休みするのではなく、正直に「今日は乃木坂46のライブに行くので休みます」と言おうと。

祖母の一手で変わった未来

皆さんは、学生時代に「この職に就きたい！」という、なりたい自分を想像できていましたか？　かくいう僕は、なりたい自分を想像できていませんでした。でも、強いていうなら、少し気になる職はありました。それが美容師でした。学生時代、お洒落に興味がないくせに、美容師が気になるなんて可笑しな話です。

しかし、昔テレビでやっていた『ビューティフルライフ～ふたりでいた日々』という、木村拓哉さんと常盤貴子さんが主演のドラマを見て「うわ！　美容師かっこいいー!!」と、印象が強く残っていました。木村拓哉さんの見た目のかっこよさや、カットしているシーンの動き方、お洒落さといい、「こんな人になれたらいいなぁ～」と小さな希望を持っていました。当時の根暗な僕と対照的な存在であった美容師に、憧れや惹かれるものがあったのかもしれません。

さらに、美容師が家族に1人いれば、みんなのカット代浮くじゃん！　みたいに考えていた能天気な部分もありました。そんな僕は少しずつ、美容師になるための資料を集めていきました。

しかし、高校3年生の時に事件が起きました。進路の話を親とした時に「美容師になろっかなって思うんだけど！」と、進路に悩んでいる人もいる中、ちゃんと俺は進路決まっているぜ？　みたいな、少し自信ありげな表情で話しました。

でも、親からあまりいい顔はされませんでした。あれ？　普通に、いいじゃない！と推してくれると思っていたのに、と想像していた反応とは全然違うことにビックリしました。普段は、新しいことに挑戦するたびに、何かと応援してくれていたのに。

少し気まずい空気が流れている中、親から言われました。「美容師はセンスが求められる非常に厳しい世界だ。お前にはそのセンスがあるようには思えない」と、結構厳しい意見をいただきました。確かにそうでした。だって、毎日ジャージで登校していて、髪形もセットしたことがないこの僕が、美容師になりたいだなんてどこに説得力があるのでしょうか。鏡を見てちょっと落ち込みました。

でも、ちょっとだったんです。今思えばたぶん僕は親に見透かされていたのでしょう。ドラマでかっこいいって思っただけで美容師を目指すのは、長続きしないと。

そして、僕は卒業後の進路が白紙に戻ってしまいました。それからというもの、どこかしらに進学はできるように勉強は続けていましたが、一旦進路のことは考えなくなりました。考えるのが面倒くさくなってしまったんです。

そして、月日が経ち、いつの間にか220人中進路が決まっていない人は、僕だけになりました。話は盛っていません。事実なんです。担任の先生から「えぼし君！進路どうするの⁉」と、決まらなすぎて、ついには、親を学校に呼ばれ、異例の三者面談をするほどでした。三者面談では1時間ちょっと話していましたが、ひとまず大学に行くか、なんなら就職するかといくつか提案され、一旦、家に持ち帰ることになりました。

そして、家に帰り待ち構えていた祖母に言われました。「えぼし、証明写真を幾つか頂戴」と。その時に何故？　と思わなかった自分に驚きですが、当たり前のように証明写真を数枚渡しました。

その1ヶ月後、祖母から通達がきました。1週間後の1月8日は空けておくようにと。理由を聞けば、看護学校に願書を勝手に出しておいたというのです。なんですか、このアイドルのオーディションに申し込んどいたよ的な願書の提出は。こんな願書の提出の仕方はなかなか珍しいのではないでしょうか。

流石に「勝手なことしないでよ‼」と少し怒りましたが、怒っている暇はありません。刻一刻と試験日が近づいているからです。筆記試験や面接まであるのに、試験通知が1週間前ってぶっとんでいます。幸いにも僕は、数学と生物の科目が好きだったので、文理選択では理系を選んでいました。そのため、看護学校の試験問題は絶望というわけではありませんでした。

しかし、面接の際に「志望理由は？」と面接官に聞かれた時は焦りました。だって、祖母が勝手に申し込んだから！　なんて口が裂けても言えないじゃないですか。母が看護師だったので、そこは上手く母を利用して乗り切りました。

祖母がなぜ看護学校を選んだかというと、前述した通り、僕の母親が看護師だったからです。そのため、母からも看護師を強く勧められていました。看護学校に入学してみて、合わなければやめてもいいからと。僕の進路のことを、誰よりも心配してくれている母と祖母の温かさをそこで感じました。

そして、看護学校の合否通知が自宅に届き、無事合格しました。祖母は、号泣していました。進路が決まって安心したのでしょう。でも、それだけ心配をかけていたのだと反省しています。その後、看護学校に入学し看護師への道を歩み始めたというわけです。

芋虫から蝶になると決めた日

ここ最近、ありがたいことに「イケメンだね！」「お洒落だね！」と、言っていただけることが増えました。しかし、僕は今の見た目でずっと生きてきたわけではありません。看護学校1年生までは、黒縁メガネに365日ジャージ、寝癖を水で濡らして整えるだけで、身なりを全く気にしていませんでした。当時の友達からは、芋虫と呼ばれるほどでした。今の僕からしたら、あまり想像がつきにくいかもしれませんが、事実なんです。高校生の時に、卒業アルバムに載せる全体写真を撮るからと、僕らは中庭に集められました。卒業アルバムとのこともあり、みんなお洒落をしたり、制服を着こなしたりしている中、僕だけジャージです。220人中1人だけ。写真を見れば、1人だけ浮いているやつがいますが、それは僕です。お洒落のおの字も知らない人間でした。

そんな僕が、なぜ垢抜けようと思ったのか？　それは看護学校1年生の頃に遡ります。看護学校に入学し、1人の女性を好きになりました。ある日、看学祭というイベントが開催されました。いわゆる、高校でいう文化祭です。その終わりに、男友達と、それぞれ気になっている人に「LINEを送ろう！」という話になりました。何もない日に、急にLINEをするのは少し気が引けましたが、看学祭というイベント終わりです。お疲れ様！　のLINEを送るのは不自然ではないと思い送りました。

すると、相手から返信が来て、そのままやり取りが続き、なんとデートの約束を取り付けることができました。デートなんて全くしたことがなかった当時の僕は、ネットでデート成功の秘訣を調べたり、モテ男から女性をリードするためのコツなどを学んだり、ひたすらイメトレをしていました。

しかし、デート当日。あまりの緊張で頭が真っ白。ベイマックスすら驚く真っ白さで、全くリードができなかったんです。その時は、映画を鑑賞したのですが、好きだった女性から「映画、面白かったね」と話しかけられ、「ほんとに映画、面白かったね」……これで会話終了でした。今の会話はやまびこでしょうか？　そんな沈黙多きデートを終え「今日はありがとう。また行こうね！」と、LINEを送りました。すると、相手からは「こちらこそ」その一言だけが送られてきました。その返事を見た瞬間、終わった。終わってしまった。悲しい気持ちになりました。

その後も、めげずにLINEを送ってはいましたが、今までにはなかった、そっけない返信が続き、僕の恋は終わりを迎えました。財布を落とす以上にショックでした。その後友達から、その子は、「アイドルみたいな、イケメンがタイプらしいよ！」という話を聞き、「あ、単純に外見がタイプではなかったのか」と思ってしまいました。今考えれば、その時の敗因は、確実にそれだけではないと思いますが。

でも、当時の僕は、そう思ってしまったんです。確かに、見た目に気を使ったことはありませんでした。しかし、そう思ったあとからの行動は早かったです。髪形、服装の雑誌を読み漁り、1000円カット店から東京3大メンズ美容室に昇進。お洒落な洋服を購入し、清潔感を身につけるなど、まずは見た目にフルコミットしました。そこから、本やネットで言葉遣いやしぐさを矯正、鏡を見て「今日もイケてる！」とメンタル面も強くし、恋愛バラエティを見まくり、女性との話し方を勉強しました。その結果、今の僕が出来上がったというわけなんです。今では、高校時代の友人からは「芋虫から蝶になったな！」と言われるようになりました。

えぼし年表

History of Eboshi

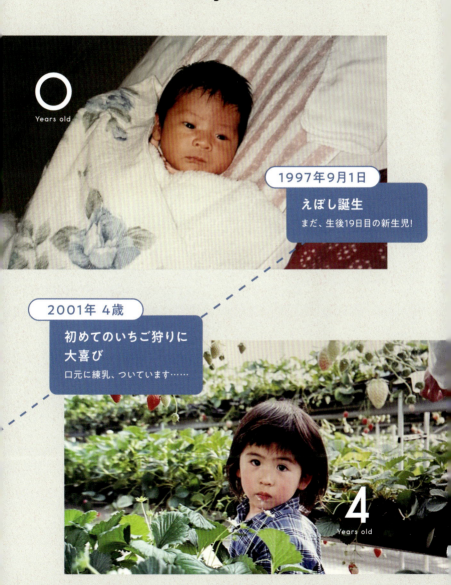

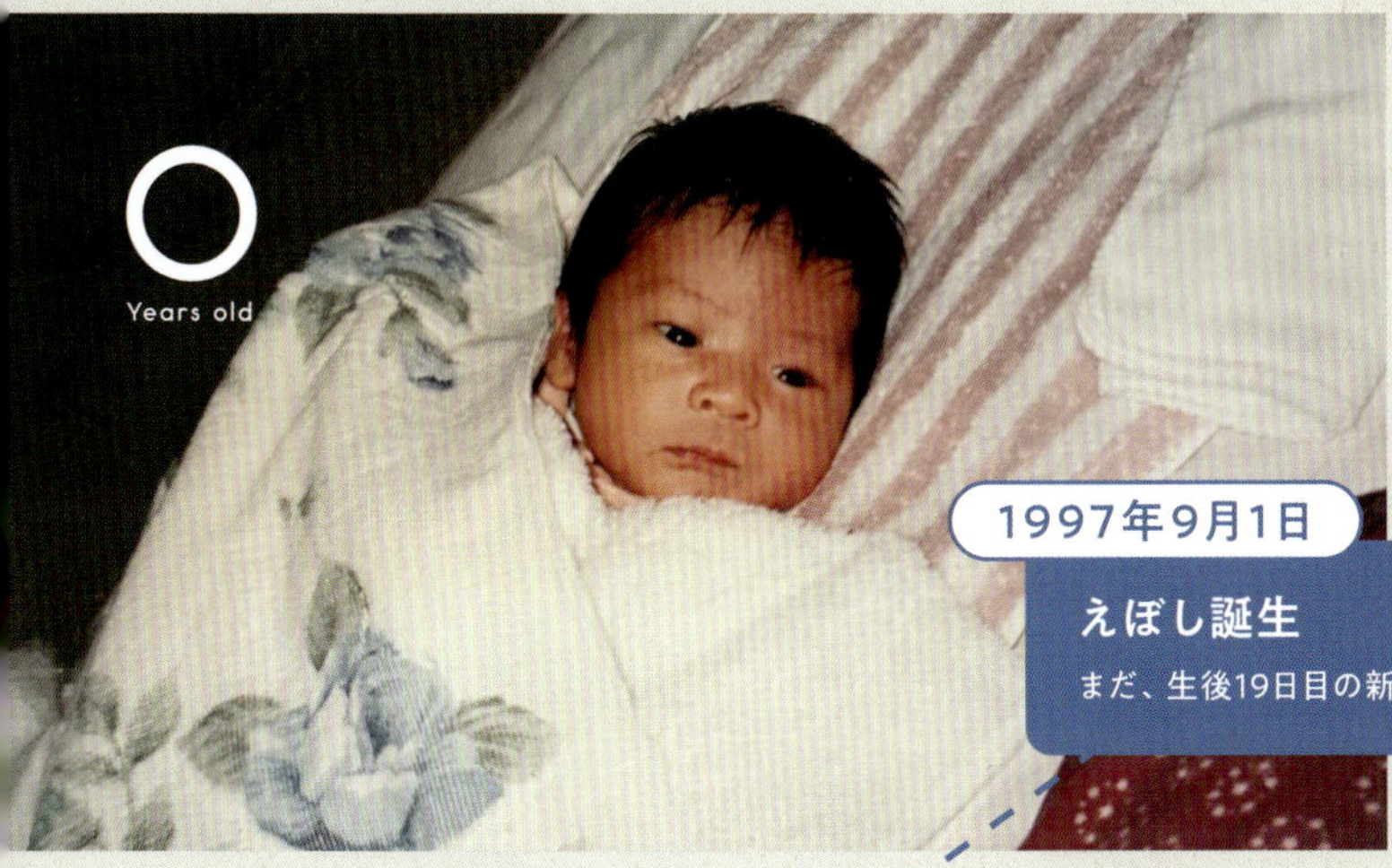

1997年9月1日

えぼし誕生

まだ、生後19日目の新生児!

2001年 4歳

**初めてのいちご狩りに
大喜び**

口元に練乳、ついています……

2004年 7歳

小学1年生

写真が苦手で
「気をつけ!」の姿勢(笑)

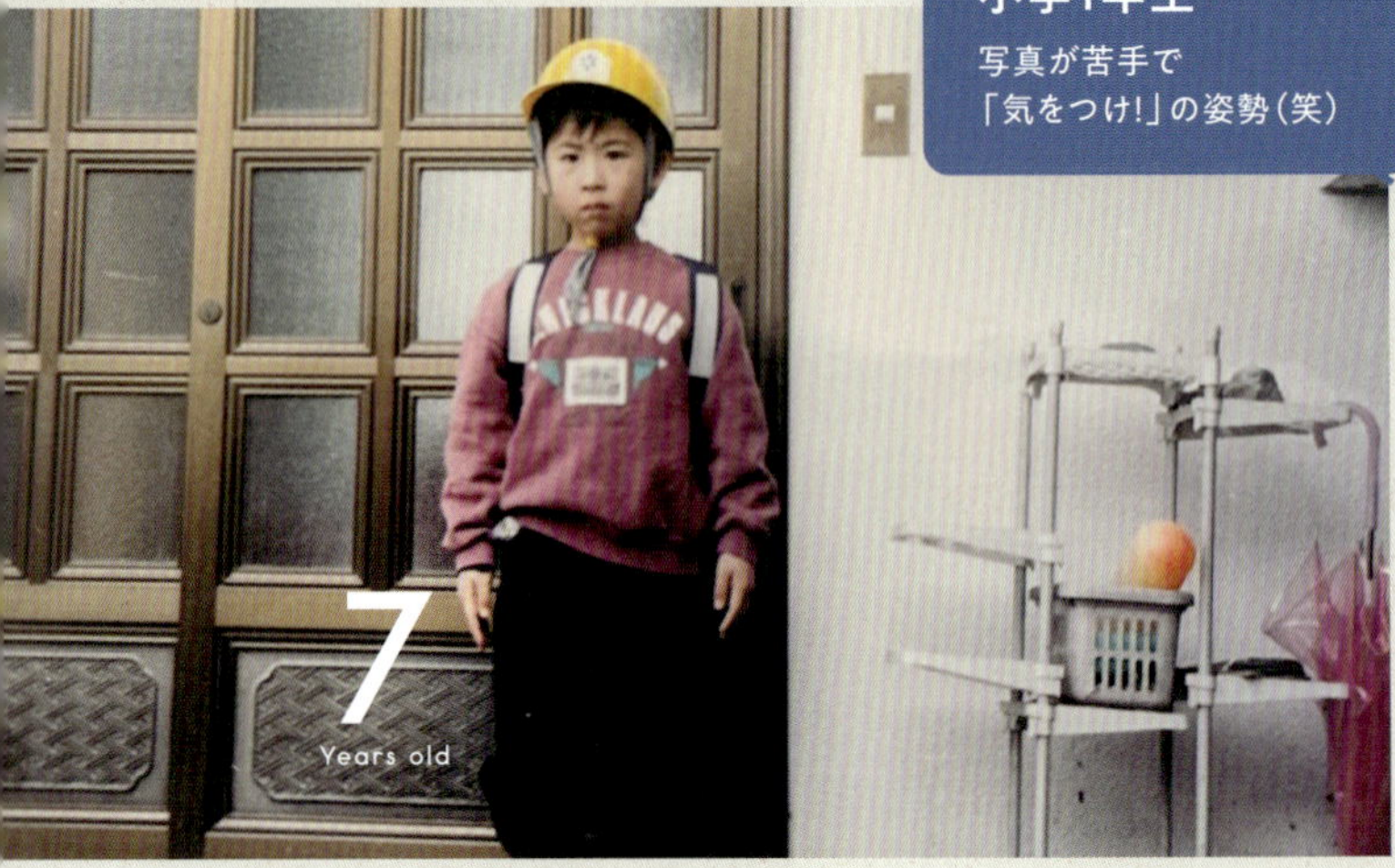

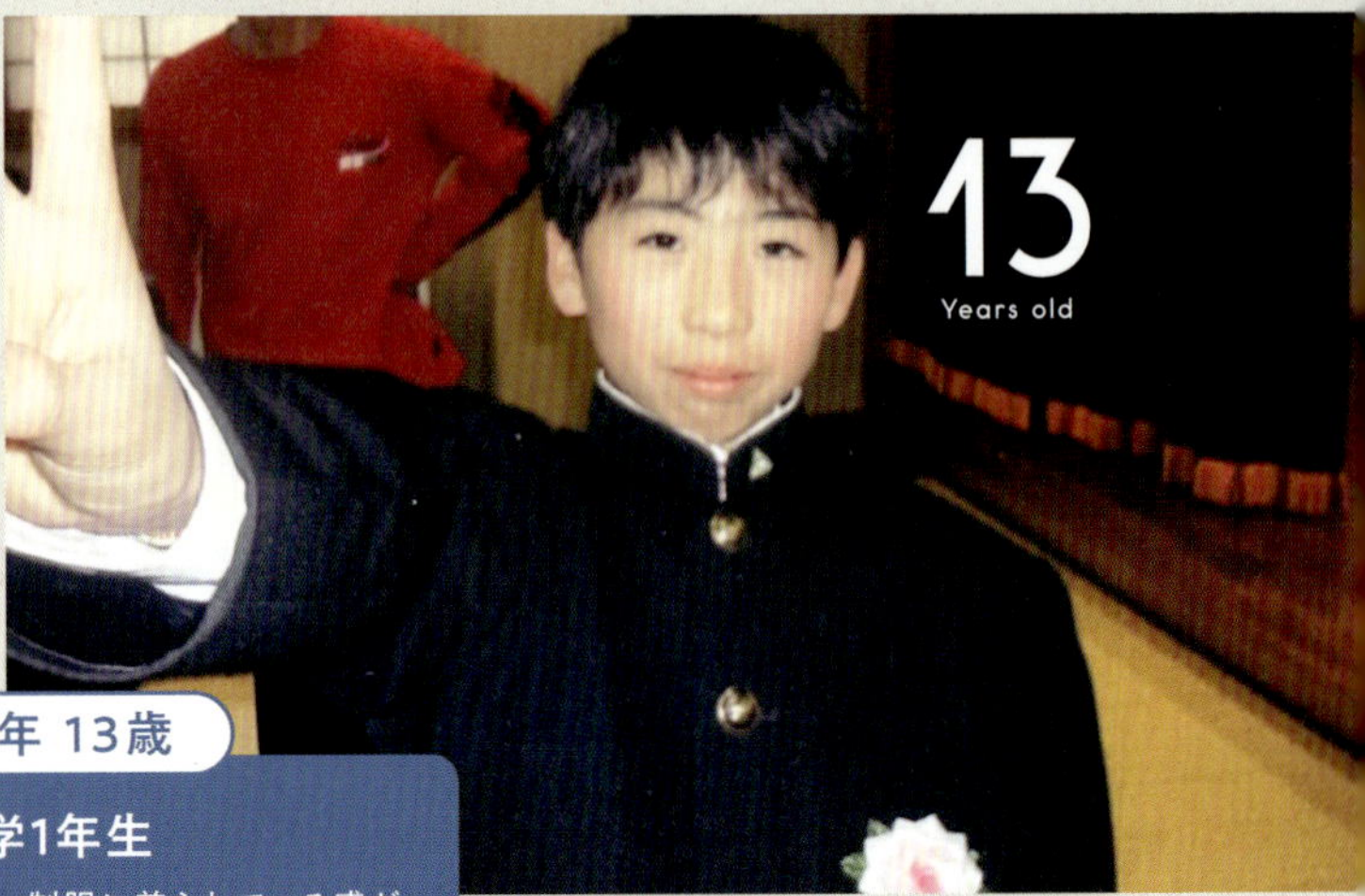

2010年 13歳

中学1年生

まだ、制服に着られている感が
否めない

2011年 14歳

中学2年生

野球部に入部し初の丸刈りへ
頭のジョリジョリが癖になる♡

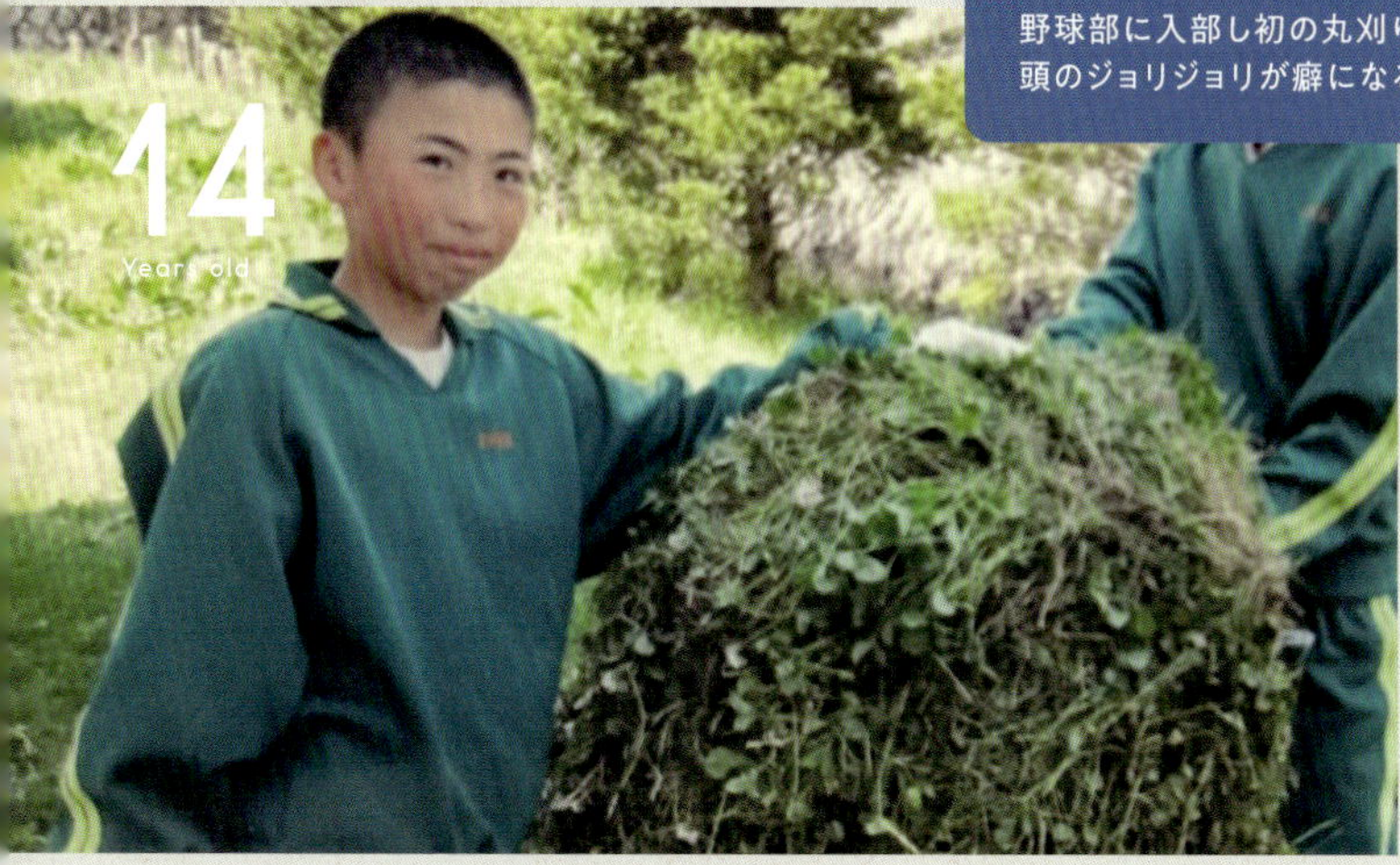

2014年 17歳

高校2年生

垢抜け前の芋虫の中の
芋虫時代

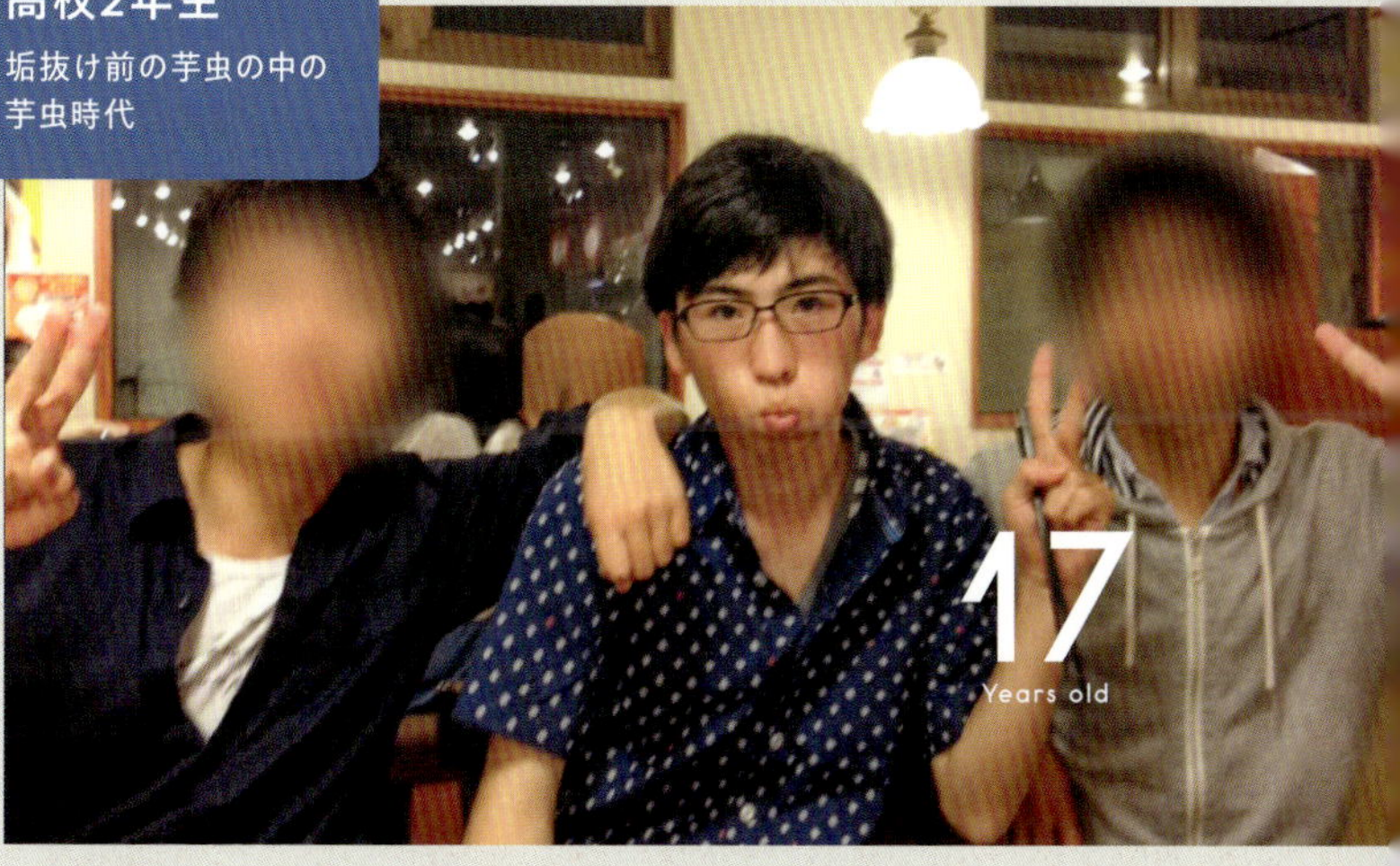

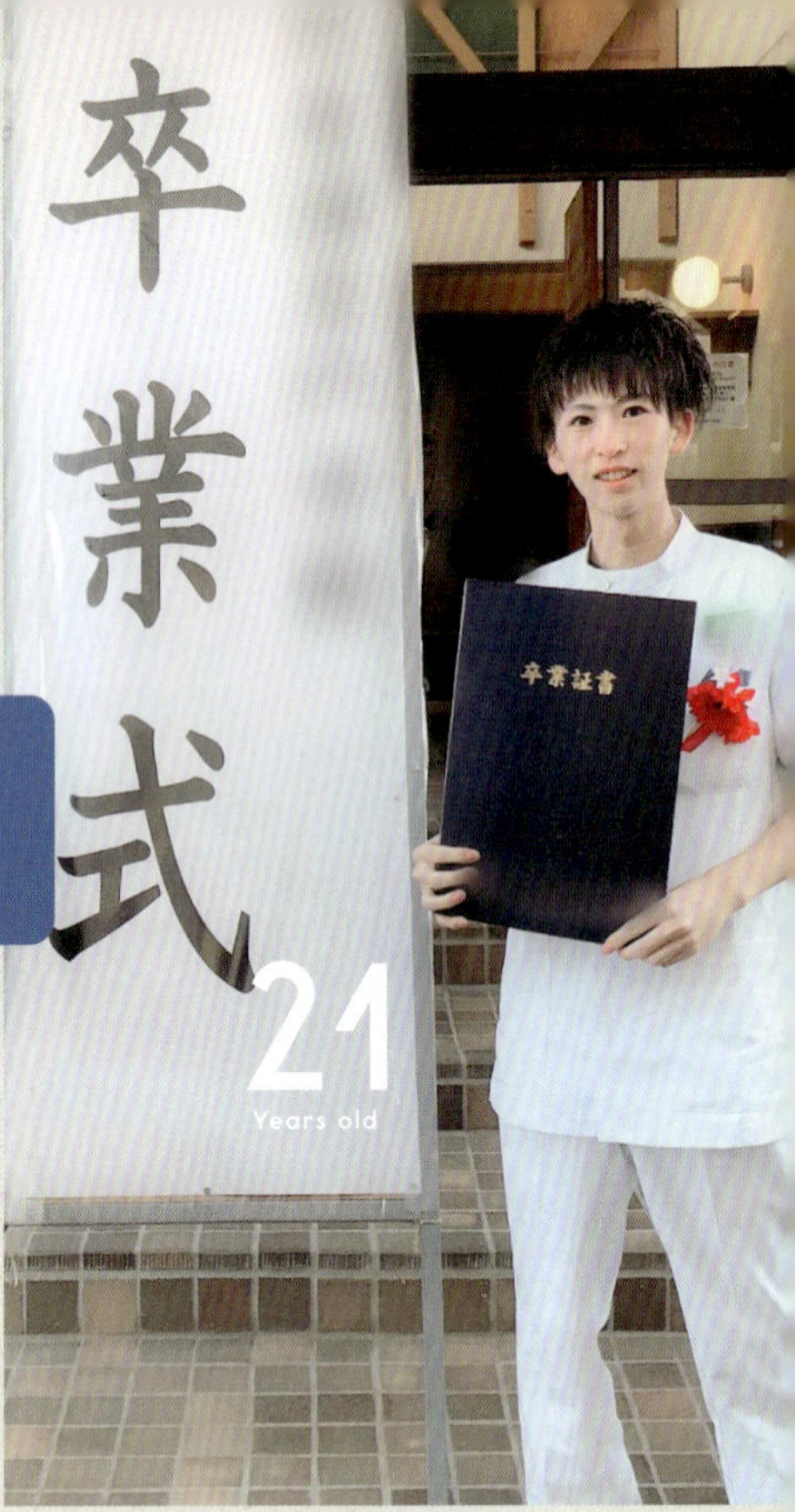

2019年 21歳

看護学校卒業

失恋を機に、
垢抜けが成功し蝶へ

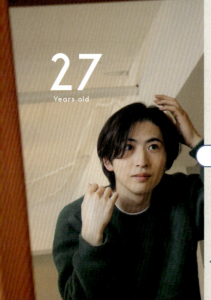

2025年 現在

27歳

小さな頃と比べると
かなり大人っぽくなりました

えぼしQ&A

Q1

MBTIは何ですか？

指揮官です。

これを周りに言うと、ちょっと怖がられるのはなぜですか？

Q2

血液型は何型ですか？

AB型です。

これも周りに言うと、「変な人なんだ」みたいな目で見られるのは何なんですか？
ちなみに左利きなので、珍しいと思います。

Q3

ズバリ本名は？

公開はしていません。

でも、ヒントとしてなにわ男子のメンバーの誰かと名前が一緒です。

Q4

今までにどんなバイトをしましたか？

スーパーでお惣菜コーナーを担当していました。

主に、コロッケを揚げたり、お寿司のネタをのせたりしていました。あとは、閉店間際になると値引きも担当していましたね。値引きの時間になるとお客さんがわんさか寄ってきてくれて気分が良かったです。

Q5

子どもの時の夢、気になります……！

幼稚園生の時の夢を書く欄には、

新幹線の運転手さん

と書いてありました。
昔は、新幹線や電車が好きだったんです。

Q6

どんな人がタイプですか？

話し合いができる、**おおらかな人**がタイプです。

帰り道に偶然見つけたケーキ屋さんで買ったケーキを2人で食べて、美味しいねと、小さな幸せを一緒に分かち合えるって理想です。

Q7

10億円当たったらどうしますか？

ひっそりと喜んでると思います。たぶん誰にも言わないタイプです。そして、金銭感覚も変わらない方だと思います。でも、いつも食べてるラーメンをチャーシュー麺に格上げはするかもしれないですね。

Q8

過去に戻れるとしたら、いつに戻りたいですか？

これまでを振り返れば、どの時も楽しかったですが、**中学生の頃**に戻りたいですね。

その当時はスマホとかSNSって何もなかったけど、友達と川遊びしたり、カードゲームしたり。楽しかったなぁ〜。

Q9

子どもの時に、習い事はしていましたか？

小学生の時の友人の勧めで、剣道を習っていました。剣道は礼儀や、忍耐力がつくのでお勧めですが、裸足で行うので、冬の日は寒すぎて泣きました。

Q10

好きなアーティストはいますか？

Mrs. GREEN APPLEが大好きです。僕のLINEミュージックのトップ5を独占しています。一番好きな曲は悩ましいですが、「Soranji」ですかね。初めて聴いた時に、普通に涙が出ました。素敵な曲なので聴いてみてください。

えぼしQ&A

白衣の裏側

PART 2

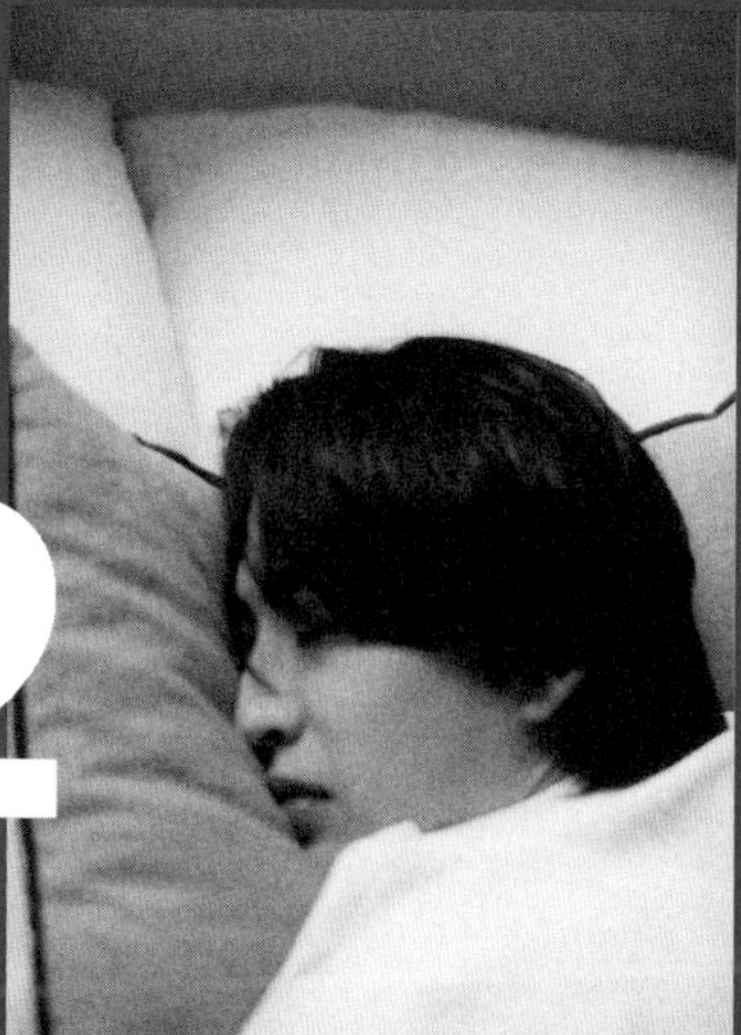

正直に言います。看護実習は辛いです

看護師になるためには、看護学生の時に、看護実習に行かなければなりません。看護実習は4つに分類されます。基礎Ⅰ実習、基礎Ⅱ実習、領域実習、統合実習です。

基礎Ⅰ実習では、主に医療施設における看護援助場面の見学を行います。具体的には、実習指導者である病棟看護師をシャドーイングしながら、日常生活援助の体験や環境整備などの初歩的な技術を実践します。基礎Ⅱ実習では、2週間の実習期間中、初めて1人の患者さんを継続して受け持ちます。具体的には、カルテや本人から情報収集を行い、看護計画を立案した上で、看護ケアを提供します。

僕は、この実習が一番辛かったです。患者さんのケアが大変だったとかではなく、実習の記録が上手く書けなくて、先生に赤ペンで真っ赤にされて涙目になりました（笑）。要領も良い方ではなかったので、記録を書き終わるのが毎晩深夜の3時くらいで、十分な睡眠を取ることができませんでした。実習中に限っては、患者さんより僕ら学生の方が、体調が悪いと思うくらいでした（笑）。

領域実習では、次の6分野において、それぞれの対象者に必要な看護過程を展開し、看護技術を実践します。成人看護学実習Ⅰ・Ⅱ、高齢者看護学実習Ⅰ・Ⅱ、小児看護学実習、母性看護学実習、精神看護学実習、地域・在宅看護学実習です。

この中の実習では、母性看護学実習が、色んな意味で一番大変でした。母性看護学実習では、妊娠～出産後（産褥期）の母親と新生児の看護を学びます。この実習の何が大変だったのか。妊婦や出産後の患者さんの多くは、20～30代の若い女性です。そのため、拒否されないか非常に心配なんです。

出産後には、乳汁の分泌状態、乳房は緊満していないか、授乳の様子など、触診したり観察したりしなければいけません。授乳室に行き、僕だけポツンと、男が1人。あの時は、本当に1分が何時間にも感じてしまうほど、時間の経過が長く感じました。実際に就職すると、産婦人科に男性看護師が配属というのは、まずあり得ないです。それなら、「母性看護学実習を、男子学生は免除してくれ！」と何回思ったことか。

しかし、当時、僕を受け入れてくれた患者さんがいました。感謝しかありません。

出産にも立ち会わせていただき、新しい命が生まれる瞬間にも携わり、感動したことを鮮明に覚えています。僕にとって、非常に思い入れが深い実習です。

統合実習は、これまでの実習で学んだ知識・技術・態度を統合し、実際の看護現場で適切な判断と対応ができるようにすることが目的です。普段は1名の患者さんを受け持つところ2名に増えたり、夜間実習をしたりと、より現場の看護師に近い実践能力を高める実習になります。

以上の全ての実習に合格して初めて、看護師国家試験の受験資格が与えられます。すみません、嘘をつくのも申し訳ないので、正直に言いますが、本当に大変です。しかし、どの実習も、実際に働いていると、「実習やって良かったな」と思える日がやってきます。これから看護師を目指す皆さん、看護実習頑張ってください‼　看護実習で行き詰まったら、僕も微力ながら相談に乗りますよ♪

看護師として働く上で一番必要なもの

突然ですが、皆さん、看護師として働く上で一番必要なものは、何だと思いますか？　必要なものが多すぎて、人によって答えは違うとは思いますが、僕は「コミュニケーション能力」と「鋼のメンタル」だと思っています。

まずは、コミュニケーション能力です。看護師にとってコミュニケーションは、患者さんや他の医療従事者との連携、信頼関係の構築、患者さんの不安の緩和など様々な場面で重要です。僕が看護師として丸6年間働いて思ったことは、コミュニケーションを通した職場内での人間関係の構築が、何よりも重要なのではないか、ということです。

これまでに、辞めていく後輩や、同期を何人も見てきました。辞める理由を聞くと、業務が辛かったことや、夜勤など不規則な勤務が合わなかったから、などの理由ではありません。「人間関係が辛かった」。みんな口を揃えて言います。この人間関係の構築が上手くできないばっかりに、ギクシャクしてしまい、仕事に行きたくないと思ってしまうのではないかと思います。

しかし、コミュニケーション技術については、看護学校では教えてくれません。今となっては、一番教えてほしかった科目かもしれません。先輩が忙しそうにしている時は話しかけず、タイミングを見計らって話しかける。ただ「これわかりません！」ではなく、「私はこう思うんですけど、これで合っていますか？」と聞くなど、先輩に詰められないような、ちょっとしたテクニックを看護学校で教えてあげてほしいなと思っています。なんなら、国家試験にも出しても良いレベルです。もちろん、この話は、看護師に限った話ではないと思いますが、大切なスキルであることには変わりません。

あとは、鋼のメンタルです。んー、やっぱ鋼じゃ、少し弱いですかね？　ダイヤモンドに格上げでお願いします。看護師として働く中で、沢山のプレッシャーが襲いかかってきます。時には、患者さんの採血を失敗して怒鳴られたり、先輩に叱られたりすることだってあるでしょう。

しかし、そこで、「もう自分はダメだ」と、心を壊されないようにしてほしいです。みんなが通る道なのだと考えてほしい。僕も新人の時は、点滴の留置に失敗して怒鳴られたり、先輩に叱られたりしたことも何度もありました。でも、それで「もう嫌だ！」とはならずに吸収できるものは吸収して、今日まで成長してこられています。

新人さんは、注意されるとすぐに落ち込んでしまい、「自分はダメだ……」となりがちです。怒ってないよ？　注意しただけなんだけどな、って。メンタルが少し繊細さんなんです。気持ちはわからなくはないのですが。

逆に注意されても、次の日にはケロッと出勤してくる人の方が、結果的に長く看護師を続けていることが多いのが現実なんです。だから、皆さん、ちょっとしたことを気にしない、余裕のあるメンタルを持ってくださいね。

医療ドラマでは描かれない看護師のリアルな一日

看護師の仕事内容は、医療ドラマや映画などで、なんとなく知っている方も多いかもしれません。しかし、細々とした一日の流れを知っている人は、なかなかいないのではないでしょうか。そこで、医療ドラマや映画では描かれていない部分を含めた、看護師のリアルな一日をお伝えしようと思います。一般病棟、集中治療室、精神科など科によって異なりますが、今回は僕が勤めている、一般病棟の基本的な流れを説明します。

出勤したらまずは、自分が受け持つ患者さんの「情報収集」から始まります。30分ほどで患者さんの状態の把握、検査の予定はあるかなど確認し、今日のスケジュールを頭の中でざっくり組み立てます。この段階ではまだ、業務は始まっていません。いわゆる、「前残業」というものです。情報収集が終わったら朝会が始まり、本日の入退院数の把握を行い、夜勤者から申し送りを受けます。

次は、清拭やオムツ交換といった「清潔ケア」に回ります。清潔ケアと一緒に包帯を巻き直したり、傷があればその処置も一緒に行ったりします。続いて採血ですが、血管が細く出にくい人は血管を探すのが難しく、朝立てたスケジュールが押してしまうため、ここは看護師の腕の見せどころです。難しい血管の採血が一発で決まると、心の中で小さくガッツポーズをしています。

採血が終わったら、体温測定や血圧測定をして、コミュニケーションを取りながら病状の観察をします。なんてことをしていたら、もうお昼時で、昼食が運ばれてきます。昼食前にやるべきことも多く、血糖測定やインスリン注射をしなければいけません。本当に、バタバタです。血糖測定の前にお食事が運ばれてしまった際は、「まだ食べないでーーー!!」といった、悲鳴に近い声がよく飛び交っています。その後は、食事介助が必要な患者さんの対応をして、お昼休憩です。お昼休憩といっても、患者さんに異変があれば、食事は中断して飛んでいきますし、なかなかゆっくりした休憩は取れないのが現実です。

お昼休憩が終われば、「カンファレンス」を行います。退院に難渋している患者さんに対し必要な支援やケアなどの検討を、医療ソーシャルワーカーや理学療法士などの多職種で話し合います。カンファレンスの後は、午後にもう一度、患者さんの観察に伺います。しかし、リハビリを行っていたり、訪室しても患者さんが不在だったりすることが多々あります。

その間にカルテの入力を行い、「今日は早く帰れそうだ！」と思った16時頃に、緊急入院依頼が来るのがあるあるです。いつも、そのくらいの時間に入院されるんですよね。入院の受け入れ準備をしつつ、夜勤のスタッフに日中の申し送りを行います。申し送り後の17時くらいに、緊急入院の患者さんが病棟に上がってきて対応をします。緊急入院では、書類の作成や持参薬の確認といった確認事項が多いため、時間がかかってしまいます。そして、本来は17時退勤なのですが、帰宅時間が19時頃となってしまうのです。

これがざっくりとした、一日の流れになります。この一日の流れの中に、急変が起きたら対応したり、退院の準備、看護学生が実習に来ていれば指導などが追加されたりします。医療ドラマや映画がいかに、業務のワンシーンしか映していないかがおわかりいただけたことと思います。看護師って結構大変そうでしょ？

夜勤って何やっているの？

「夜勤って何やっているの？　患者さんは寝ているだけで、暇でしょ？」たまにこんな質問をされることがあります。確かに、夜勤の時間は患者さんも寝ているし、やることがないと思われがちですが、実はそうではありません。

昼間はぐっすり寝て、夜中に覚醒する、夜行性の患者さんも存在します。急に「これで帰ります」と着替えて、荷物をまとめて帰ろうとする患者さんもいます。点滴も酸素も繋がっているのに、どうやって帰るというのでしょうか。しかも夜中1時ですし……。そんな患者さんの対応をしたり、緊急入院が来たりすることも珍しくありません。夜勤では看護師が3人で、極端に少なく、何をするにしても時間がかかってしまいます。

あとは、翌日退院される患者さんの準備のチェックをしたり、夜分の点滴を作って繋げたり。オムツ交換もします。昼間は20人の患者さんを15人くらいのスタッフで回りますが、夜勤はたったの3人ですからね。オムツ交換の最中にナースコールが鳴る場合も多いので、なかなか終わらないケースもあります。無理して1人で行い、ぎっくり腰になったスタッフも何人か見てきました。僕も、腰が逝きそうになりかけたことは何度もあります。体格が小さい患者さんなら平気なのですが、体格が大きい患者さんだと、1人では危険です。救急外来に心肺停止の患者さんが運ばれてきたら、応援要請がかかり、外来に行くこともあります。

もちろん、落ち着いている夜勤の日だって存在します。その際に看護師は何をして過ごしているのかというと、お菓子を食べたり、本を読んだり、「看護サマリー」というう、患者さんが転院、退院などする際に持って行ってもらう、転院先の看護師やケアマネージャー宛てのお手紙を書いたりしています。書く内容は、入院中の経過や現在の問題点などです。昼間は検査なども多く、バタバタして、まとまった時間が取りづらいので、夜勤の空いている時間に書くことが多いです。

22時～翌5時の7時間を夜勤スタッフ3人で割り振って、1人2時間ほど仮眠休憩が取れます。でも、2時間は中途半端すぎるので、寝起きが最悪なんです。この上なく体調が悪いです。そのため、仮眠明けすぐは、機嫌が悪いスタッフもたまにいます。眠いのはお互い様だから「不機嫌になるのは、やめてくれ」と思うこともしばしば（笑）。落ち着いている夜勤では、仮眠時間を21時くらいから取れることもたま～にあるんですけどね。まぁ、たまーーーにです（笑）。

このように、夜勤は勤務時間も長く、やることも意外と多いんです。急変が起きれば休む時間なんてありません。だから、もう「夜勤は、患者さん寝ているだけで、暇でしょ？」なんて言っちゃいけませんよ。白衣の天使が、成敗に行くかもしれません。

夜勤おやつのおすすめ

僕は夜勤にはお菓子が必要です。なぜなら、15時～翌日の9時までは病院で勤務しているわけなので、小腹が空いて空いてしょうがなくなるからです。なんなら僕だけではなく、ほぼ全員が夜勤の時にはお菓子を持ってきては、お菓子の物々交換をしています。

そんな僕が、今までに先輩や後輩から喜ばれたお菓子を紹介したいと思います。まず1つ目は、ばかうけですね。あれは優秀です。無性にしょっぱいものが食べたくなる夜勤で、大活躍します。味の種類が豊富で、袋包みになっているので手が汚れません。数も多く確保されていて、夜勤にはもってこいのお菓子でしょう。

2つ目は、カントリーマアムです。これも優秀ですね。しっとり甘いソフトクッキー生地に、チョコチップのカリカリ食感が良いアクセントになっていて、とても美味しいです。こちらも数は確保されていますし、袋包みで手が汚れないのでスタッフから喜ばれるお菓子ですね。

夜勤のおすすめお菓子を2つ紹介しましたが、僕は今日の夜勤にはカラムーチョを持って行きます。

医療の進化に追いつくために

社会人になったら勉強から解放だ!!　と看護学校卒業間近は思っていました！　しかし、そんなことはありません。どの業界も、日々勉強の毎日だと思います。医療業界なんて尚更です。医療の世界は日進月歩。どんどん医療器具や薬などが新しくなるので、僕らもそれについていかなければいけません。薬の名前だけ変わる時もあります。5文字だった名前が13文字へ……。「なんで名前、長くした??　もっと覚えやすい名前にしてくれや！」と、毎回思います。

さらに、看護師は数年に一度、病院内で病棟を異動することがあります。一般の会社でたとえるなら、部署異動に似ています。ある社員が、営業部からマーケティング部に異動するように、看護師も循環器病棟から脳神経病棟へといったようにです。病棟を異動するにあたって、見る科が変わるわけですが、これが本当に大変です。ずっと、心臓の疾患しか見てこなかったのに、来月から脳の疾患を見るなんてそんなすぐには難しいんです。観察項目も違えば、飲んでいる薬、点滴など、全てが違うわけです。せっかく前の病棟に慣れてきたと思ったら異動なんて切なすぎます。異動してそこでまた、疾患から薬の勉強など一から始めなければいけません。あと、人間関係も一からなので、誰がその病棟のボスなのか見極め、接し方の勉強もしないといけませんね。

看護学生時代を思い返すと、寝るひまもないくらい勉強していました。看護師は国家試験が待ち受けていますからね。看護学校の先生の口癖はこうでした。「国試に落ちたら、ただの人ですよ?」。なんというパワーワードでしょう。緊張感ある言葉を投げかけることは必要だと思いますが、緊張を通り越して恐怖ですよ。でも、みんなそんな言葉に負けず打ち勝ったんですけどね。

看護師の世界にも、検定や資格の取得などをする人がいます。看護業界に携わっていないと聞き慣れないかもしれませんが、認定看護師や専門看護師といった上位資格が存在します。これらの資格は特定の分野、循環器だったり消化器だったりのスペシャリストと言ったらわかりやすいかもしれません。

僕は心不全療養指導士という資格を持っています。あとは、去年には心電図検定の2級を受験し、合格することができました。なぜ、取得しようと思ったのか。僕の働く循環器病棟では、心不全という病気が大半を占めており、最近は在宅療養を望む患者さんの数が増えています。心不全療養指導士とは、心不全の治療方法の専門家であるだけでなく、運動指導や栄養相談、生活習慣へのアドバイスなど、心不全患者さんの日常生活の支援も行う心強いサポーターです。さらに、心不全の患者さんの数は、高齢化に伴い増加しており、心不全療養指導士の社会的なニーズも増えているため、取得してみようかなと思ったのがきっかけです。

現在では、その資格を活かし、心不全看護師外来を立ち上げ、日々心不全患者さんの療養相談・指導を行っています。

また、循環器病棟では、心電図を装着している患者さんがほとんどです。しかし、心電図の波形は奥が深く、ベテランの看護師でも判断に迷う場面が多いです。僕も心電図は得意とは自信を持って言えなかったのですが、心電図検定2級を取得したことで知識が増え、心電図を目の前にしても臆せず、自信を持って判断できるようになりました。今後は、病棟での心電図学習会などを開催する予定です。

このように、資格の取得は、努力の末に取得できたという成功体験による自信や自己効力感を得られます。ただ、いくら資格や検定を取っても、お給料には反映されない病院がほとんどだと聞きます。そのため、こういう検定や資格を取る人たちは自分のスキルアップのために取得しているんです。そのことをこう呼びます。自己研鑽と。

病院でやっちゃダメなこと、知っておこう！

病院には多種多様な患者さんが入院しています。そんな患者さんが、実際に起こしたNG行為をいくつか紹介したいと思います。

まずは、ちょっと外まで買い物です。基本、入院中の患者さんは、院外に出ることはできません。もし、どうしても外に行く用事がある時は、医師、病棟師長の許可を得た上で外出届けを提出し、やっとこ外出できるのです。たかが外出くらいと思うかもしれませんが、勝手に外出し、外で怪我をして帰ってきた場合、管理がなっていないとされ、病院の責任になってしまいます。

血圧などを測りに訪室したら、患者さんがおらず、「あれ？　トイレか？　リハビリ？」と想像していました。時間が経ち、患者さんの姿をやっと見つけたのですが、買い物袋をぶら下げてルンルンで歩いていました。どこに行っていたのかと問えば、パチンコを打ってから牛丼を買ってきたと言います。はい、論外です。ニコニコしているあたり、パチンコの結果は良かったのでしょうが、論外です。勝手に病院の外に出れば、離院という形になり、看護師の間でブラックリスト入りになってしまいます。勝手な外出は、お控え願います。

次は、自分の食べきれないご飯を、別の患者さんに「あんたいるか?」と言い、食べさせてしまうことです。高齢者の患者さんにありがちです。捨てるのは勿体ないということから、そのような発想になるのでしょうが……。しかし、患者さん一人一人、食事形態が違い、お粥を食べている人に普通のご飯を食べさせたらムセてしまう可能性があります。カロリーのコントロールをしている患者さんも多いため、良かれと思っての行為だとは思いますが、自分の食事は自分だけで召し上がってください。

あとは、喫煙です。言わずもがな、病院で喫煙なんて許可されるわけがありません。入院時にも禁煙の説明はしているのですが、抗えないんですかね。いつどこで吸ったのかはわかりませんが、においで、一瞬でバレます。患者さんのテーブルには、消臭スプレーが置いてあり、「あぁ、これで一生懸命、においを消そうとしたんだな……」と思いましたが、全く意味がありません。

その病室にタバコのにおいが残ってしまうと、次に入院する患者さんからも苦情がきてしまいます。そもそも、タバコの吸いすぎで体調を崩し入院したというのに、なんということでしょう。タバコの煙で火災報知器が作動したら、とんでもない騒ぎになってしまいます。もう一度言います。病院は禁煙です。入院したことを機に、タバコをやめてください。健康のためです。

このように、病院では様々なNG行為があります。今回書かせていただいたのはNG行為のほんの一部に過ぎません。全員が快適に過ごせる環境を作るために、他者への配慮を心がけて行動していただければ、幸いです。以上、現役看護師からのお願いでした。

遠慮なくナースコールを押してください！

皆さんも「ナースコール」という言葉は知っているかと思います。何かあったらナースコールを押して、看護師を呼ぶというのが一連の流れです。

しかし、看護師は検査や入院患者さんのケア、医療機器などからのアラーム対応、薬剤関連業務などと、沢山の仕事があります。特に夜間はスタッフが少なく、広い病棟を駆け回っています。このように、忙しくしている看護師の様子を見ていると、「何かあったら呼んでくださいね」と伝えていても「こんなことで押してしまっていいのか、嫌がられるのではないか、夜遅いし迷惑かもしれない」などと考えてしまいがちです。そもそも、僕らが忙しそうにしなければいい話なのですが、なかなかそうもいきません。

僕からすると、体調が悪いから入院しているのに、ナースコールを押さずに、ひとまず我慢して様子をみるなんて損です。軽度の頭痛や腹痛でも、我慢せずに、当たり前にナースコールを押してください。症状が悪化してからでは、遅いです。

体調が悪くフラフラで、１人でトイレに行くのが不安という場合だって、呼んでほしいです。「トイレに付き添ってもらうなんて、子どもじゃあるまいし」と言う患者さんもいらっしゃいます。でも、考えてみてください。フラフラの中、いつも１人でトイレに行けてるんだから大丈夫と過信してベッドから立ち上がった結果、転倒し、骨折してしまったというケースもあります。

そうなると、骨折治療が加わって入院が長期的になってしまいますし、場合によっては、病院が事故の責任をご家族から追及されることがあります。お互いに、良いことがないのです。ですから、過信したり、遠慮しすぎたりせず、ナースコールを押してくださいね。大丈夫です。誰も怒りません。

一方で、直接ケアに関わらないような、「カーテン閉めて」「飲み物買ってきて」といったナースコールが実際にあります。ベッド上から動けないような患者さんだったら良いですが、スタスタ歩けるのにもかかわらず、お手伝いさん感覚で呼ばれてしまうと、他業務に支障が出る場合がありますので、注意してください。

たまに、同じ部屋で入院している患者さんが「転びそうだよ！」とか「叫んでいるよ！」などと伝えてくれるナースコールも実際にあります。大変ありがたく思っています。そういう意味では、そのようなナースコールを押してくれる患者さんは、僕ら医療スタッフの仲間と言っていいかもしれません。まあ、冗談はこのへんで。

ここまで話してきましたが、ナースコールは遠慮せず、必要な時に押してください。自分の健康や安全が最優先ですし、看護師はあなたを支えるためにいます。無理せず、我慢せず、必要な時は、いつでも頼んでくださいね。

お気持ちだけで十分やで

看護師として働いていると、退院する患者さんから「お世話になりました」の気持ちを込めて、差し入れをいただくことがあります。主に、クッキーやお煎餅などのお菓子類が多いです。

昔は、医師への謝礼や心付け、ナースステーションへの差し入れが、慣習として行われていました。そのため、特に、80～90代の患者さんからは、いただく頻度が高いです。しかし、時代の移り変わりに伴い、規定を設ける職場も増えていることから、現在はお礼の差し入れを受け取らないのが一般的となっています。

それは、職業倫理上の問題や、差し入れを行う患者さんの負担を考慮しているためです。他の患者さんが看護師に差し入れを渡しているのを見ることで、「私も差し入れ持ってこなきゃ！」という気持ちになってしまうかもしれないのは、考えものです。

僕らの役目は、患者さんの健康回復をサポートすることです。だからこそ、患者さんからの差し入れを受け取ると、時には戸惑いを感じることもあります。

感謝の気持ちは、心から受け取るべきだと思っている一方で、「病院の規則だし、患者さんに負担はかけられない」などという考えが邪魔をしてしまうんです。例えば、患者さんが笑顔で「これ、あんたにあげたいのよ！」と言いながら、差し入れを手渡してくれる瞬間。そんな時、「ありがとうございます」と感謝の気持ちを伝えながらも、心の中では、どうすれば一番スマートに断れるのだろうか、と考えてしまうんです。個人的には、受け取りたい派なのですが……。いや、受け取りたい派の人が多いと思います。

もちろん、病院の規則として、差し入れは基本的には受け取らない方針があるため、一旦はお断りします。しかし、患者さん側としても、せっかく買ってきたわけなので、「いやいや、皆さんで食べてください」と粘ってくれます。そこで、受け取りたい派の僕は、「お気持ちだけで。申し訳ないですから」と断りながらも、手を前に差し出して貰う準備をしているんですよね（笑）。なんだかんだ、受け取ってしまうことが多いのですが、患者さんも嬉しそうにしてくれます。でも、「次からは、お気持ちだけで十分ですからね」と一言添えておきます。

患者さんの「ありがとう」の気持ちが、形となって表れる瞬間に、嬉しい気持ちを抱く自分がいるのは否めません。差し入れをいただくのも嬉しいですが、本当のところ、一番嬉しいのは、患者さんが元気を取り戻し、笑顔で退院していく姿を見ることです。入院当初は点滴に繋がれ、酸素投与をし、全く歩くことができなかった患者さんが、スタスタと歩き、「あんたたちのおかげで元気になったよ！」という言葉をかけてくれるのが、何よりのプレゼントだと思っています。だから、お礼の差し入れは、お気持ちだけで十分なんやで。

看護師が患者になった時の心境

普段は、患者さんのサポートをしている看護師ですが、時には激務で体調を崩すことだってあります。僕らも普通の人間なので、無理をすれば、体調を崩します。

医療機関を受診する時は、看護師だとわかってしまうと、処置の際などに「気まずいかな？」と思い、できるだけ看護師であることを悟られないようにしています。「私、看護師です！」という雰囲気を醸し出す人もいるのかもしれませんが、僕の周りは「気まずいから、看護師と悟られないようにする」人が多いです。

あとは、看護師だとバレると、医師は何気なく、「看護師さんならわかると思いますが」といった前置きをする時があります。これは、結構プレッシャーです。医療従事者であれど、専門分野が異なれば知識がほとんどないんです。例えば、僕は循環器内科と心臓血管外科で働いているので、消化器について言われても、詳しいことはわかりません。そのため、「看護師だからわかりますよね？」みたいな前置きをされると、わからなくても聞きづらくてしょうがないんです。

しかし、自ら看護師だと明かさなくても、医療機関を受診した際にポロッと医療用語を口にしてしまうことがあります。その時は、「ん？　この人、医療関係者？」といった、探りの空気が流れます。一般的には使われませんが、医療関係者であれば誰もがわかる言葉――例えば「喉が痛い」を「咽頭痛」と咄嗟に答えてしまうんですよね。この言葉で、もう向こう側は察します。

また、採血の時に患者が同じ看護師であるとわかったら、「きっとやりづらいよな～」と思ってしまいます。こちらは手技をわかっているので、採血の試験をしているみたいになってしまいそうで（笑）。

中には、自ら看護師と名乗り出る協力的なタイプも多くいます。例えば、採血1つとっても、採血しやすいポジションに手を置いてくれたり、言わなくてもタイミング良く手を握ったり、止血の場面でも自らアルコール綿で押さえてくれたりします。

自分が看護師として働いていて、逆の立場がわかるからこその配慮だと思います。同職者同士だと、良い面も悪い面もあります。良い面は大いに活用し、気まずい部分は上手に対応していく必要があるんです。

でも、僕の場合は、顔出しをしてSNSで投稿をしており、病院に行く際には、マスクやサングラスをかけるなどの変装をしないと「看護師で、発信をしている人だ！」とバレてしまうかもしれません。いや……芸能人ではないのだから、それは考えすぎですね。

シフト決定のリアルな裏事情

一般的に病院で働く看護師は、土日祝休みではなく、シフト制です。「看護師のシフトって、一体どう決まっているんだろう？」そんな疑問を持ったことがある人も、意外と多いのではないでしょうか？　自分で決めているの？　それとも勝手に決められちゃうの？　そのような疑問を解き明かしていきたいと思います。

まず、来月のシフトを決める際、月初めに「休みの希望を聞く」というステップがあります。ああ、良かった。希望を聞いてくれなきゃ、鬼すぎますよね（笑）。しかし、その希望はひと月に2日まで……。「少なくないですか⁉⁉」たったの2日しか、希望休みを出してはいけない決まりになっています。そのため、来月に2日予定があれば、それで終了です。

じゃあ、3日予定がある場合はどうしてるの⁇　と思いますよね。それは……希望は2日までというルールを、あたかも知らなかったかのように3日出します（笑）。なんなら、ベテランの人だと、3日どころか8日くらい希望を出してる人もたまにいます。8日って、「月の休みほぼ全て自分で決めちゃってるやん!!」と思う時もしばしば（笑）。

しかし、あくまで希望なので、通らない時だってあるわけです。もちろん、シフトを作る師長さんや、主任さんも大変です。スタッフ全員の希望を、うまく組み合わせながら、病院の業務が円滑に回るように調整しなければなりません。それがまた、無理難題と師長さんは毎回仰っています。「みんな10日に希望休みを出してきて、10日に夜勤をつけられない……。誰かに希望休みは通らないことを言わないと……。あっ、この日に手術があるから増員しないと！」と、調整しながらシフトを決めるわけです。

そのため、月初めに希望の休みは聞いたけど、シフト表が出来上がるのは月の終わり25日前後になります。25日くらいになったら「今日、病院ではシフトが出てるのかなあ～」と思ってください（笑）。

1年の中で、12月が一番、希望休みの調整が大変だと思います。12月はクリスマスや、大晦日といった行事があるからです。そんな12月にみんなの出勤希望が殺到するシフトはずばり、12月30日の夜勤です。何故かと言うと、その日に夜勤をすれば、31日は夜勤明け、翌日の元日は確定で休みになるからです。大晦日は親戚などが集まり、夜にご飯を食べたりしたいし、元日は働きたくないという看護師にピッタリなんです。ここは毎回被るので、スタッフ同士の話し合いや、じゃんけんで決めていますね（笑）。

こうして出来上がったシフト表は、スタッフたちの間で「来月のシフト表、どんな感じ？」と密かな噂話の対象になることも。みんなの希望がうまく調整されていて、全員が満足できるようなシフト表が出来上がると、「来月のシフト表、神だね！」と盛り上がります。逆に、夜勤続きだったり、日勤が5日続くシフトだったりすると「あぁー、来月は微妙だわぁ〜」とボヤきが出ることもあります。

シフト表ができても、必ずしもその通りにならない場合も存在します。予期できない病気や、急なトラブルがあり、誰かが急遽、休まなければならないことがあるからです。そこで登場するのが、その日に休みのスタッフたちです。急遽休む場合には、朝一で師長さんに連絡を入れ、師長さんにシフトの調整をしていただきます。その後、休みのスタッフたちには、「急遽休みが出ちゃって、出てこられる？」という電話がかかってきます。電話を受けた側としては「せっかくの休みなのにぃぃぃぃ」と思いつつも、「こればっかりはお互い様だよね」と思い、代わりに出勤することでなんとかシフトが成り立ちます。

結局、看護師のシフトって、ただ単に病院の需要に合わせるだけではなく、スタッフの個性や希望、そして一緒に働く仲間との協力があり、回っています。次に看護師がシフト表を見ている姿を見かけたら、ちょっと心の中で「お疲れ様」と言ってあげてください。どんなに大変なシフトでも、みんなが協力し、一丸となって頑張っているんです。

看護師Q&A

Q1

点滴とか繋がってる患者さんから夜中に、「もう帰ります」と言われて、「無理に決まってんだろ！」って思ったことありませんか？

それは一度もありませんね。

でも、表現の違いですかね。「それは極めて困難な事案でございます」と思っています。

Q2

もし1日だけ患者として入院したら、どんな看護師さんに看護してもらいたいですか？

無論、私ですね。

Q3

病院のにおい、正直言って好きじゃないですよね？　それとも、もう気にならないですか？

消毒剤や薬品のにおい、尿や汚物のにおいなど、沢山ありますもんね。僕も初めは慣れないような気がしてたんですが、今はそのにおいで仕事スイッチが入ります。

Q4

病院の食事、意外と美味しくないですか？「え？　これ、病院食？」って思った瞬間あります？

病院食はとっても美味しいです。七夕や元日など、その日の行事食が提供されるので、季節も感じることができます。なんなら、

献立も参考にしてます（笑）。

Q5

夜中に患者さんが寝ずに、暴れているのを見て、何か一言ありますか？

代わりに寝てあげるよ、本当に。

Q6

夜勤中、どのようにして体力や集中力を維持しているのでしょうか？

リアルにレッドブル。

翼を生やします。飲まないと、意識飛びます。

Q7

患者さんからジュース買ってきてとか、新聞買ってきてというナースコールがあるというのは本当ですか？

本当です。

病院のウーバーイーツ配達員も兼ねてます。しかし、それは自分で買いに行けない人に限ります。

Q8

看護師として何年ぐらいで一人前になれるものなのでしょうか？

4年目ぐらいから一人前として扱われることが多いです。1年目でひたすら先輩から叩き込まれ、2年目で後輩ができ、先輩としての責任を持ち、3年目でリーダー業務をし、4年目から新人たちを教える立場になることが多いです。

Q9

看護師ってどうすればなれるんですか？

看護系学科のある4年制の大学・専門学校か、3年制の短大・専門学校に通うのが一般的です。3年制だと本当に息つくヒマもないほど、授業やレポートや、実習に追われます。なんなら、

看護師になってからよりも看護学生の頃の方が大変だったような……。

Q10

医師の字が汚すぎて読めないんですけど、どうすれば良いのでしょうか？

まずは、他のスタッフと5人くらいで解読してみましょう。

ベテランスタッフだと、その医師との付き合いが長い分、読める可能性があります。それでも、解読が困難なら、習い事として書道でも勧めましょう。

PART 3

男性看護師ですが何か？

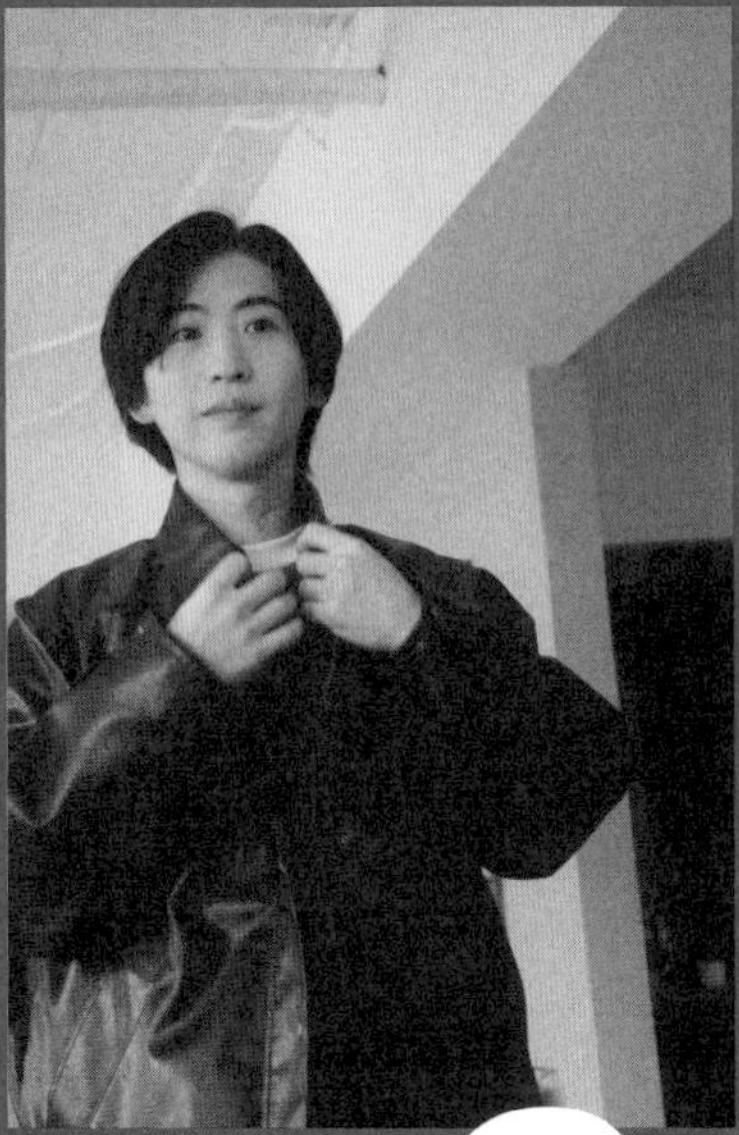

新しい環境で得た、成長と人生の財産

僕が転職活動を始めたのは、看護師3年目の夏のことです。その時に「もう無理！辞めたい‼」と思うほどの、嫌な出来事があったわけではありません。日々忙しく、大変な職場でも、3年も働けばだんだんと慣れてきます。

最高の同期や憧れの先輩もいるのに、一体何故か。それには、驚くべき理由があったわけではありません。強いていうなら、好奇心です。3年間働けば奨学金の返済はいらないという〝あの〟約束が、あと半年で終わろうとしていました。希望していなかった病院に配属になった同期たちの中には、このタイミングを機に、自分が行きたい病院へ転職する人が結構いたんです。

そして、看護師の転職というのは、一般企業の人たちの転職とは少し意味合いが違い、転職といっても看護師を辞めるわけではありません。今いる病院から他の病院へ行くだけなので、どちらかというと転勤みたいな感覚です。まあ、看護師自体を辞めて、全く別の職に就く方も稀にいるんですけどね。

僕も地元に帰ろうか悩みました。住み慣れた地へまた戻ろうかと。しかし、新たな地で頑張ってみるのも新しい経験かなと思い、今の病院へ転職したというわけです。後悔は全くしていません。転職していなかったらYouTube活動を始めていなかったかもしれません。

転職して良かったことは、まず新しい環境を知れたことです。僕は転職して、また循環器内科と心臓血管外科に配属になりました。経験したことがない科に挑戦しても良かったのですが、まだ循環器内科と心臓血管外科も3年しか経験していなかったので、もう少し究めたいなと思い、同じ科を希望しました。同じ循環器内科と心臓血管外科でも、その病院独自の考え方があったり、処置の方法が少し違ったりと、新たな経験を積むことができました。

新しい環境とは、刺激的でワクワクする一方で、人間関係の再構築が壁になるかと思います。1人アウェイに乗り込むわけですから、そこに適応するのが困難と感じる人がいるかもしれません。

しかし、そのことを踏まえても、僕が転職して一番良かったことは、新しい出会いがあったことです。職場での同期、先輩や後輩、他職種のスタッフ、そして、自分自身との新しい出会い。新たな人との出会いは、視野が広がり、日常の枠を超えて、自分を豊かにしてくれる大きなチャンスだと思っています。

転職という大きな変化の中で、自分自身と向き合う機会も増えました。新しい環境に適応する中で、自分の強みや弱みを再認識し、成長を感じることができました。新たな職場に足を踏み入れた時には、ガチガチに緊張していました。でも、みんな温かく迎えてくださり、新しい人との繋がりが沢山増えたんです。これは僕の人生にとって大きな財産です。

転職を考えることは、大きな決断であり、時には不安や迷いがつきものです。なので、転職が正義とは思いません。ですが、転職は自分の人生をより豊かにする可能性があると思います。もし、今の職場で満足していない部分があったり、新しい挑戦をしたいという気持ちがあったりするなら、まずその気持ちを大切にしてほしいです。

転職を決断する際に大事なのは、「なぜ転職したいのか」を自分自身でしっかりと理解することです。現状の不満や不安からただ逃げるのではなく、自分がどんな仕事をしたいのか、どんな環境で成長したいのかを考えてみてください。

無理に今すぐ決断する必要はありません。今、悩んでいるあなたの決断が、未来にとって素晴らしいものになることを信じ、自分を大切にして、無理せず、納得のいく選択をしてください。

新型コロナウイルスが変えた看護師の日常

２０１９年12月、新型コロナウイルスが出現し、わずか数ヶ月ほどの間にパンデミックと言われる世界的な流行となったのは、つい最近の話です。最初は中国で流行っている感染症だったので、僕が住んでいる日本にはあまり関係のないニュースだと思っていました。

しかし、日本においても、２０２０年１月に最初の感染者が確認され、そこから連日のように、テレビをつければ新型コロナウイルス感染拡大の話題で持ちきりでした。まさか、日本で感染症が広がることになるなんて夢にも思わなかったです。

そして、とうとう僕の職場にも、新型コロナウイルスに感染した患者さんが運ばれてきました。当時は、防護服や特殊なマスク、帽子にゴーグルといった、普段はつけないような装備をつけて対応していました。まるで、宇宙旅行にでも行くかのような格好でした。とにかく動きづらいですし、物凄く暑いんです。患者さんの対応をしていると、いつの間にか、汗が滝のように流れていました。まず、その装備を着るのも時間がかかりますし、脱ぐにも不潔な部分から脱ぐといった順番があって大変なんです。無闇に「あちーー!!」とか言って順番を気にせず脱ぐと、お説教ものです。

あとは、皆さんも記憶にあるでしょうか？　新型コロナウイルスが流行し、一時的にマスクが品切れになってしまったことを。これは、病院でも深刻な問題になりました。新型コロナウイルスに限らず、病院では様々な疾患を抱える患者さんと接するわけですから、マスクは必要不可欠です。でも、そんなマスクが品切れで、病院にも在庫がほとんどない。

そこで、当時の僕の職場では、マスクが汚れない限り、3日に1回の交換といった指令が出されました。これには本当に驚きました。毎日、マスクは午前午後で替えていたので、それを「3日に1回!?」。周りのスタッフも、目が飛び出るくらい驚いていた姿が鮮明に蘇ってきます。しかし、状況が状況だったので、当時は受け入れるしかなかったんです。

さらに、感染拡大を受け、飲み会などが禁止されてしまいました。毎年、新人さんが入職したら、新人歓迎会などを開催するのですが、新型コロナウイルスが流行してから、それもできなくなってしまいました。普段であれば、そのような会でプライベートな話などをして、交流を図ります。しかし、それができなくなってしまったので、新型コロナウイルス流行後は、新人さんとの人間関係の構築が少し難しくなったような気がします。

お昼休憩すらも、スタッフ同士が向かい合わないように一定の方向を向き、黙食をしていたので、マスクを取った素顔を知らない人も何人かいるくらいでした。今考えると、職場の仲間の素顔を知らないってあり得ない話ですよね。

新型コロナウイルス流行に伴い、ご家族などの面会を1週間に1回といったペースに制限することになりました。新型コロナウイルス流行前は、ご家族や友人が気軽に患者さんの面会にいらっしゃいましたが、制限後は一気に病棟も静かになりました。ご家族や友人の面会って、患者さんにとっては物凄く勇気を貰えると思うんです。やっぱり、入院していると寂しいですからね。ご家族の方も患者さんと会える回数が減った分、不安になり、「今の病状はどうなのか?」といった電話が、頻繁にかかってきました。新型コロナウイルス感染症によって、僕らの日常は一気に変わりました。

しかし、現在ではワクチンなどの開発により、2類感染症から5類感染症に変更。今までよりも取り扱い基準が緩和され、季節性インフルエンザと同等の位置付けとなりました。マスクの着用も自己判断となったほどです。徐々に新型コロナウイルス流行前の日常が戻りつつありますが、新型コロナウイルス感染症に罹患すると、これまでと同様に肺炎や後遺症が出現するリスクは変わりません。くれぐれも皆さん、感染症にはお気をつけて。

不規則な勤務形態もアリかも？

基本看護師は、一般的な企業と違い、土日祝休みではなくシフト制です。そのため、「花金」という概念がありません。また、ゴールデンウィークや年末年始など関係なくシフトが組まれるので、大型連休という概念もありません。今のところ、シフト制にあまり良いところは見当たりません。しかし、シフト制なら平日に休めます。

そう、気づきましたか？　平日なら、旅行に行くにしてもホテル代は安めだし、旅行先も比較的空いているといったようなメリットがあります。外出しても混雑を避けられることが多いため、休日を快適に過ごせる確率が高いです。このように平日休みがあるのは嬉しいのですが、ただ、友人と休みを合わせるのが大変なんです。そこが、シフト制のデメリットだと思います。

さらにさらに、不規則勤務の代名詞である夜勤というものがあります。みんなが寝ている間に働いて、みんなが出勤すると同時に就寝という、まさに昼夜逆転です。初めは本当に慣れるのが大変でした。だって、普通は夜中の2時なんて、寝ている時間じゃないですか。そこを起きて、仕事なんてできるのかと、とても不安でした。しかし、なんだかんだ慣れていくものなんですよね。人間の慣れとは恐ろしいです。

夜勤が終われば、次の日は基本的に休みになります。朝の9時くらいに勤務が終わるので、体力がある若いうちはそのまま夜勤明けのテンションで出かけたり、スノーボードをしたりして過ごしていました。朝9時から自分の時間になるので、次の日が休みということを考えれば、「実質2連休」みたいなぶっ飛んだ思考を持ち合わせていた時もありました。でも、今はもう身体が寝かせろとうるさいので、寝てしまうことが大半です。夜勤は大変ですが、その分、夜勤手当というものがお給料に反映されるので、自ら進んで夜勤をするスタッフもいます。

ここまで、不規則勤務形態について述べてきましたが、結局のところは、人によるのかなと思います。でも、僕は看護師ではない友達とも定期的に遊んだり、ご飯に行ったりしたい……。そして、月曜日から金曜日までの仕事を終えて、「花金かんぱーーーい！」ってのも、してみたいですね。

うちのナースエイド

ナースエイド（看護補助者）という職業を聞いたことはあるでしょうか？　最近『となりのナースエイド』というテレビドラマが放送され、ナースエイドが世間に知られたかと思います。ナースエイドとは、看護チームの一員として、看護師が行う医療行為以外のシーツ交換、入浴・食事介助など、患者さんの身の回りのことをサポートするお仕事です。僕もナースエイドの皆さんには、沢山お世話になっています。そこで、今回はうちのナースエイドのお話をしようと思います。

僕の職場には、ナースエイドが4人在籍しています。全員ベテランなので、僕らが何か言わずとも、進んで行動してくれます。入退院が激しい職場のため、10時に患者さんが退院して、その20分後には退院したベッドに新しい患者さんが入院といったことが毎日です。そのため、すぐにシーツ交換をしたり、入院できる部屋作りをしたりしないといけないのですが、いつの間にか部屋作りが完了しているんです。しかも、シーツが高級ホテル並みに綺麗に整っています。「このクオリティを数分の間に実現したの!?」と、毎回頭が下がります。このベッドに飛び込んだら気持ちいいだろうなぁ〜と、ベッドダイブしたい気持ちを抑えながら、患者さんを毎日案内しています。

患者さんの検査出し（レントゲン撮影や超音波検査などをするために、検査室までお連れすること）も積極的に行ってくれます。もちろん、僕ら看護師も検査室にお連れしますが、なかなか検査に呼ばれないことが多いんです。その待っている5分で、採血したり、点滴を作ったりと、できることが沢山あるので本当に感謝しています。

入浴介助も行っていただけるのは、とてもありがたいです。1人で入浴できる患者さんなら問題ないですが、1人で入浴できない患者さんも大勢います。入浴にはどうしても、30分ほどの時間がかかってしまいます。業務が落ち着いている日は時間に余裕があるので入浴介助もできますが、バタバタしている日が多いので、なかなか時間がとれないのが正直なところです。

なんとか時間を作ろうと試行錯誤していると、ナースエイドの皆さんが、天使のように囁いてくれます。「私が入浴のお手伝いしますよ」これを神の救いと呼びます。

本当にナースエイドの皆さんが眩しく見えます。「え⁉⁉　良いんですか⁉」。申し訳ないと思いつつも、任せてしまいます。

このようにナースエイドが看護師のサポートをしてくれるおかげで、看護師が専門性を発揮するための、適切な業務分担が実現できています。ナースエイドは看護師の最高の相方です。

力仕事は僕にお任せあれ！

病院で勤務していると、意外にも力仕事は数多くあります。でも、看護師が病院で力仕事をすることとなんてあるの？　と思う方もいるかもしれないので、簡単に力が必要なシーンをご紹介します。

まずは、患者さんをベッドから車椅子に移す、「移乗」の時です。病室で患者さんの移乗を行う場面を考えてみてください。自分と同じくらいの体格の患者さんなら、移乗は特に問題ないでしょう。しかし、患者さんがベッド上での生活状態であったり、体格が自分より遥かに大きかったりする場合、移乗は１人で行うことが難しく、２人一組で行うことが一般的です。

この際、男性看護師が召喚されることが多いです。２人一組の場合、患者さんの正面から、ほぼハグ⁉　と思うほど近づき（そのくらい密着しないと力が入らず危ない）腰を支える人と、患者さんを後ろから支える人に分かれます。男性看護師は、前者です。患者さんの体重が正面にかかるので、正面の人が支えきれないと一気に体勢を崩し、転倒してしまいます。そのため、このようなケースは、男性に任されることが多いです。女性看護師と比べて体格が大きい男性看護師は、患者さんをスムーズに移動させるサポートをするのに向いています。

また病院では、物理的に重い物を運ぶことが多いのも、特徴的です。例えば、酸素ボンベや、ポータブルトイレ、患者さんのベッドなどがあります。ある日、酸素ボンベが足りなくなり、「地下まで酸素ボンベを5本取りに行ってほしい」と頼まれました。酸素ボンベを片手に1本ずつ持ち、エレベーターで4階まで運ぼうとしました。しかし、定期点検の時間と重なり、エレベーターが使えなかったんです。「はぁぁぇ!?!???？」とっても大きな声を出してしまいました。

つまり、1本約15kgの酸素ボンベを、階段で地下1階から4階まで運ばなければいけませんでした。最低でも、3往復しなければいけません。その時は、ため息が止まりませんでした。15kgの酸素ボンベを2本持ちながら、地下1階から4階までの往復。病院にいるのに、部活動の筋トレメニューをこなしている気分でした。

男性看護師が力仕事を多く任されることは、女性看護師の身体的負担を軽減することに繋がります。実際に、力仕事をしている男性看護師の姿を見て、女性看護師たちが休憩室で、「メンズいてくれると助かるよね〜」と話しているのを小耳に挟み、内心ニヤニヤでした（笑）。

緊急の入院でパニックになり、暴れてしまっている患者さんを制御するのも男性看護師の役目です。そのような患者さんがいれば、男性看護師が一気に招集されます。でも、この時は、心してかからないといけません。容易に蹴飛ばされたり、パンチが飛んできたりすることがあるためです。ご高齢だからといって、油断してはいけません。「どこにそんな力があるの⁉」というくらいに、暴れてしまっているからです。人間が本気を出したら、なかなか制御が難しいです。

このように、病院では、意外と力を使うシーンが多いです。筋トレ並みにハードな場面も多いけれど、そんな時こそ、男性看護師の出番です。みんなで協力して支え合うことが、患者さんへの最良のケアに繋がります。総じて、男性看護師は「力仕事の頼れるヒーローであり、チームを支える重要な存在」なのです。

忘年会の余興は全力でトライ!!

皆さんは毎年、職場の仲間や友人たちと忘年会を開催しているでしょうか？ 僕の勤務している病院では、職場ごとに忘年会が開かれます。しかし、男性看護師にとって忘年会というのは、ただの宴会ではありません。男性看護師は、余興を任されることが多いのです。特に女性が多い看護師の世界では、ベテランだろうが若手だろうが、男性が行います。少なくとも、僕の職場ではそうです。

「余興よろしく！」という一言が投げかけられた瞬間、心の中に強いプレッシャーがかかります。それはまるで、「今年もあなたたちが盛り上げてくれるんでしょ？」という、無言の期待が込められているように感じます。そして、職場ではっちゃけるような人は多くないので、余興の役割を任されると、そのギャップをどう埋めるか悩むこともしばしばあります。

僕が行った余興の例を1つあげます。それは、替え歌です。B'zさんの「ultra soul」の歌詞を、看護師風に替えて、7人で披露しました。その名も「ultra nurse」。今考えると恥ずかしすぎますね（笑）。さらに、それだけだとウケないと思って、みんなでロン毛やアフロのカツラを被り、サングラスをかけて臨みました。その時は、みんなから「売れないB'z」と笑われましたね（笑）。

そんなことを言われながら余興を行ったところ、意外にも大盛り上がりでした。お酒が入っているからというのもありますが、みんなで手拍子をして、かけ声のところは大きく声を出して、盛り上がりました。「しらけたらどうしよう……」という気持ちがありましたが、みんなが盛り上がってくれているのを見て、その不安も一気に吹き飛びました。調子に乗り、医師にまでカツラを被せ、一緒に踊りましたね（笑）。最終的には、職場の仲間たちから、笑顔と拍手をもらうことができました。努力が報われたと感じ、忘年会の余興を担当して良かったと思える瞬間でした。

みんなで一致団結して作り上げた余興は、何より楽しい思い出となりました。余興の本当の魅力は、ただ笑いを取ることではないと思います。職場の同僚たちと一緒に、1つのことを成し遂げることで、普段の仕事では味わえない絆を感じられます。忙しい業務の中では、なかなか顔を合わせて話す機会も少ない仲間たちと楽しい時間を共有することで、普段のストレスや、疲れも忘れられます。そして、「良かったよ！」「楽しかったよ！」と声をかけてもらえることが、何より嬉しいです。忘年会の余興を任せられる男性看護師は、最初は乗り気じゃなくても、やってみればノリノリです。むしろ、みんなが楽しんでくれた時の満足感や、達成感を味わうことができる、貴重な瞬間だと思っています。

僕ら男性看護師の余興は、ただのイベントの一部ではなく、職場のチームワークを深める大切な時間であり、毎年その瞬間を楽しみにしている自分がいます。どんなにプレッシャーがかかろうとも、その1年の思い出として、笑顔で終わることができれば、それが何よりの成功だと感じています。さて、今年はどんな余興をして盛り上げようか。

医師ではありません。看護師です

男性看護師として働いていると、時々、医師に間違われることがあります。特に、初対面の患者さんやそのご家族からは、僕が医師であると勘違いされることが多いです。そのたびに、自分が看護師であることを説明します。「あ、看護師さんなんですね、すみません」。その反応に、「こちらも、なんかすみません」という、気まずい空気が一瞬流れます。

男性看護師は、まだ一般的には少数派とされ、数が限られているため、患者さんにとっては目新しい存在であることが多いです。多くの人々は、看護師というと女性を想像し、男性は医師というイメージが強いのでしょう。

実際、医療現場では、そのような患者さんやご家族と接する機会が多く、医師と勘違いされることには少し戸惑いも感じます。しかし、こうした勘違いが起きることには、意外なメリットもあるんです。

患者さんの中には、看護師の指示には従わないけど、医師の指示にはきちんと従う方がいます。どういうことか、実際にあった例をあげます。採血を行う際に、「採血なんてやらん!!」と拒否をしている患者さんがいます。看護師が「採血は、病気を治す上で、大事な検査なんです!」と何回も説明しても、「やらん!」の一点張り。そこで医師に、採血を拒否されていて検査ができないことを伝えると、医師が病室まで来ました。

医師が改めて言います。「採血は、病気を治す上で、必要なんです」と。僕らが、「その説明、数分前にしたんですよ~」と思っていると、「先生がそう言うなら、やります!!」と患者さんが言うのです。この違いはなんなのかと、こちらが戸惑います。「え???　説明した内容はほぼ一緒だよね!?」と思うことがあります。「看護師の指示にも従ってや!」と思うこともありますが、この気持ちは一旦、抑えておきましょう。

このようなことから、僕ら男性看護師が医師と思われることで、検査や患者さんの対応などがスムーズに進むこともあるんです。

「家に帰りたい!!」と言う患者さんに対し、女性看護師が幾ら説明しても聞いてもらえない場合、男性看護師が呼ばれます。「私らじゃ無理だから、男の人から説明して！」と。言われるがまま訪室し、「具合が悪くて入院したので、治してから家に帰りましょう！」と言うと、「先生がそう言うなら」と納得してくれるケースもあるんですよね。内心、複雑な気持ちですが……（笑）。

しかし、医師に間違われることはあっても、僕は常に、看護師としての誇りを持って業務に励んでいます。患者さんに寄り添い、心からのケアを提供することが、医療現場で最も大切だと信じています。そして、看護師の役割が、より広く理解されることを願いながら、日々の業務を大切にしていきたいと思っています。

急変時は戦場です

病院で勤務していれば、急変というものに当たる時があります。この瞬間は、まさに戦場です。普段はニコニコしている先輩も、別人のように豹変して、対応します。

そこで、今回は急変時の流れについて書いていきます。まず、急変の場面に遭遇した場合、どんなにベテランの看護師でも、1人での対応は不可能です。病室には、緊急コールボタンというものが必ずあります。そのボタンを押すと、病棟中に「ピリリリリリリ!!!!」といった普段は聞かないような音が鳴り響き、何人ものスタッフが救急カートを押して応援に駆けつけてくれます。たまに患者さんが、興味本位でそのボタンを押してしまう時があるのですが、心臓に悪いので緊急時以外、絶対にやめてほしい行為です。

患者さんの意識の確認や呼吸の確認などをしながら、応援が到着したら役割分担です。心臓マッサージ係、酸素投与係、点滴係、記録係、その他諸々です。最低でも4～5人のスタッフが必要です。

同じタイミングで、医師と家族にも連絡し、すぐに来てもらいます。心電図の確認をして、医師の判断で電気ショックを行うことや、人工呼吸器を使用することもあります。ここまで、ほんの数分の出来事です。本当にバタバタしています。

この瞬間に限り、新人の看護師は、部屋の隅でジッと一連の流れを見ていることが多いです。僕もそうでした。何かできることはないか考えますが、その場の緊張感もあり、言葉が出ないんです。急変に当たったことがなければ、いざという時に行動できません。そして、何もできなかった自分を責めてしまうケースもあるんですよね。わかる、気持ちはすごくわかります。しかし、その時の経験を、次に活かせれば良いのです。

正直、急変には当たりたくありません。たぶん、誰もがそう思っています。しかし、いつかは急変に当たる時がやってきます。急変対応では、患者さんと最も多く接する看護師がいち早く異常を認識して、初期対応を行い、危機的状況を脱する必要があります。そのために、日頃から急変時のシミュレーションや振り返りを行い、救命処置などの知識・技術を勉強して、いつか来るかもしれない急変に備えているんです。シミュレーションや実体験を通じて、緊急時の判断力や対応力が養われます。

急変時はみんなで協力し合い、迅速かつ正確に動くことで、患者さんの命を守ることができます。自分一人ではできないことでも、仲間と共に支え合い乗り越える力が、看護師の本当の強さだと感じます。急変は起きないに越したことはないですが、小さな変化を見逃さず、気づきを大事にして、また明日も患者さんの元へ伺います。

最期に寄り添う、命の尊さを感じて

病院で働いていると、元気に退院していく患者さんがほとんどですが、患者さんが最期を迎える瞬間に立ち会うこともあります。最初の頃は、その瞬間が怖く、どう対応すれば良いのかわからず、葛藤することもありました。でも、患者さんの死に直面することで命の尊さを改めて実感し、その瞬間に自分は何をすべきなのか、どのように寄り添えば良いのかを学んできました。最期を迎えた患者さんの多くは、大勢の家族や親戚に見守られて、「ありがとう。頑張ったね。ゆっくり休んでね」と言葉をかけられています。死に立ち会うということは、患者さんの最期の時を見守るだけではなく、その人がどんな人生を全うしたか、どれだけの愛を受けて生きてきたかを感じ取る瞬間でもあります。

最期を迎える患者さんには、身体的な苦痛や、精神的な不安があるかもしれません。

僕たち看護師は、その苦痛を少しでも和らげるために、心身ともにサポートをしていかなければなりません。最終的に、患者さんが安らかな気持ちで旅立つことができるよう、その過程で力を尽くすことが、僕たちの使命です。

看護師として最も大切にしていることは、患者さんの「尊厳」を守ることです。亡くなる瞬間は、病院において、しばしば予期せぬものであり、患者さんやそのご家族にとっては、心の準備ができていないことも多いです。そのため、最期の時を迎える患者さんに対して、できるだけ落ち着いて、冷静に対応することが求められます。患者さんが痛みや苦しみを感じることなく、穏やかに最期を迎えられるように、僕たちは最善を尽くしています。

それと同時に、死という事象に直面する、患者さんのご家族のメンタルケアも非常に重要です。突然の別れに直面し、心の準備ができていないご家族の不安や悲しみを和らげるために、悲しみに寄り添い、支え、心のサポートをしていくことが僕たちの役割です。看護師としてご家族とのコミュニケーションを大切にし、時には悲しみを共有することもありますが、感情だけでなく、冷静にアドバイスを提供することも必要です。例えば、最期の時を迎える準備として、ご家族がどのようにお別れをしたいのかを確認したり、これから起こる変化について説明したりすることも大切です。そのようなケアを通して、ご家族が患者さんとのお別れを少しでも安らかな気持ちで迎えられるように支援することが、看護師の大事な使命です。

患者さんが亡くなられると、その後に「エンゼルケア」と呼ばれる死後処置を行います。エンゼルケアは、亡くなった患者さんの身体を丁寧にタオルで拭いたり、洗髪したり、髭を剃ったりと、尊厳を守るために必要なケアです。その後、患者さんは病衣から着替えます。その際に、ご家族に浴衣にするか、それとも、生前に身に着けていた衣服など希望のお洋服はあるかをお聞きします。故人の文化や宗教に合わせた服を着せることは、その人が、どのように生きてきたかを尊重する意味でも重要です。

さらに、死後の身体の変化に対応するために「エンゼルメイク」を行います。エンゼルメイク、いわゆる死化粧は、亡くなった患者さんの顔色を整え、優しい表情を作り出すために大切なものです。死後には顔が青白くなったり、血色が悪くなったりしますが、メイクを施すことで、故人が生前のように穏やかな表情になります。エンゼルメイクは、単なる美容的な要素ではなく、亡くなった方への敬意を示すための重要な行為であり、ご家族にとっても、最後のお別れを少しでも安らかな気持ちでしていただけるようにするための手助けとなります。

看護師として、死に直面することは、辛い瞬間であり、心の中で色々な感情が交錯します。しかし、その役割を担うことは非常に尊いことであり、患者さんの最期を支えられるのは、僕たち看護師にとって大きな誇りであり、責任です。エンゼルケアを通じて患者さんが安らかに旅立つ手助けができることに感謝しつつ、僕らは患者さんと、そのご家族に寄り添い続けています。

沢山の患者さんと関わるうちに、突然のお別れも多いと、日々実感させられます。皆さんも、友人や家族と喧嘩をする時もあるでしょう。僕だって喧嘩をします。特に祖母とね。その時は、カチンと頭にきて、「もう嫌い!!」なんていう感情も、一瞬出てくる時もあります。しかし、そんな喧嘩をした後に、突然のお別れを告げられたら、僕なら一生立ち直れません。まあ、僕の祖母は、あと50年は長生きしてくれると思いますけどね。元気すぎますから（笑）。家族や、愛する人との絆を大切にすることの重要性を、改めて考えさせられます。だからこそ、日々の生活においても大切な人との時間を大事にし、喧嘩をしてしまっても互いに感謝の気持ちを忘れずに過ごすことが、人生の中で最も大切なことだと感じます。

看護師 × YouTuber

2つの世界を駆け抜けて

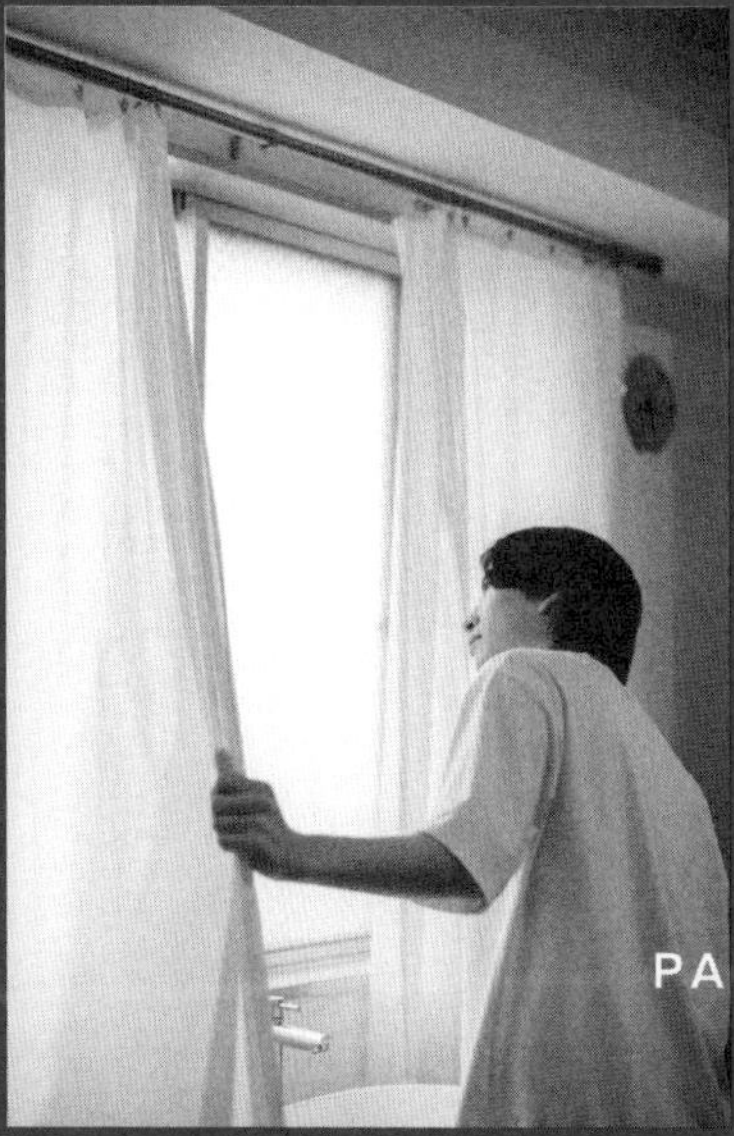

PART 4

看護学校で育んだ男子同士の絆と笑いの日々

看護学生時代には友人が沢山できました。看護学校は女子が多いので、男子は少数ですが、だからこそ男子同士の絆はとても強かったです。クラスでの自己紹介の時に、一人一人教壇に上がって自己紹介をしたのですが、仮面ライダーが大好きで変身ベルトを装着し、「変身!!!!」と変態に変身していた人もいたり、ONE OK ROCKの歌を熱唱したりしている人もいました。もう一度言います。ここは看護学校です。本当に個性の強い人も沢山いました。

そこから、毎日誰かしらの家に集まってはタコパやゲームを楽しんで、宅飲みなんてのも数多くしました。恋愛の話でもとても盛り上がりました。僕がBGM代わりにピアノを弾いている中で、告白した人もいました。宅配便が家に届くから先に帰ると嘘をつき、本当はこっそり告白している仮面ライダーもいました。男女の仲も良かったので、誰かの誕生日にはケーキを作っては僕の家でパーティーを開催していました。僕も含めて、ケーキなんて男衆は誰も作ったことがないくせに、「俺が俺が！」と一生懸命になるんですよね。気になる人でもいたんでしょうか？　なんとも愛おしいです。

実習期間中には膨大な量の実習記録が待ち構えているので、みんなでお泊まりしては情報共有をしていました。女子の大半は寮生活だったので、寝落ちしていても誰かしら起こしてくれるので保険が利きます。男子は寮がないので、アパートを借りて、みんな一人暮らしをしていました。そのため、寝落ちしたらゲームオーバー。実習期間中は、お互いのアパートに泊まり支え合っていました。

今でも思い返すと、本当にみんな仲が良かったなぁ〜としみじみ思います。でも、看護学校を卒業して以来、なかなか会えていないですね。今ではＳＮＳというものがあるので、そこでみんなの近況は知ることができますが、またお酒を飲みながら当時の思い出を振り返ったり、今の話をしたりしたいものです。

白衣の勇者、命と向き合う第一歩

初めての勤務先は、400床を超える総合病院でした。その病院は、僕の地元の病院、ではなく縁もゆかりもない土地にある病院でした。順を追って説明します。

僕の通っていた看護学校は、奨学金制度が充実しており、100%の学生が奨学金を借ります。指定された病院で3年間働けば、奨学金を返済しなくても良いという、だいぶ太っ腹な制度でした。看護師国家試験に合格し、晴れて看護師として働き始めることになった暁には、長野県内に散らばっている10を超える系列病院のうちのどれか1つに就職しなければなりませんでした。先生が就職先を決めるので、就活というものはしなくても良いということになります。普通なら、国家試験の勉強をしつつ、就活もしなければいけないので、その点に関しては楽で、国家試験に集中できて良かったです。

一応、就職先の希望を聞いてくれますが、先輩たちの動向を見ても、大体自分の地元の病院に就職になることがほとんどでした。先輩のように、僕も第一希望は地元の病院を記入しました。そのため、僕も当たり前のように、地元の病院で働くことになると勝手に思っていたんです。

いざ、就職場所が発表される時間になり、一人一人個室に呼ばれました。個室から出てきた同期は満面の笑みを浮かべ「地元の病院だった！」と喜び、他の同期たちも、どんどん地元の病院への就職を告げられていきます。そして僕の番がやってきました。先生から就職先を告げられた瞬間、時が止まりました。

「えぼしさんは、春からN病院でお願いします」「はいはい、僕の地元のSびょういん……」「N病院⁉⁉⁇」。目玉が飛び出るほど驚いていたと思います。そして動揺が凄かったです。あれ？　聞き間違えた？　ん？　ん？？？「すみません、もう1回お願いします」「えぼしさんは、春から！　N病院‼　でお願いします」。ちょっと強めに、全く同じことを言われました。

このN病院になった理由は、おそらくこういうことかと思います。僕は、第二希望をN病院にしていました。その年は、N病院を第一希望にしている同期が少なく、第二希望の人が繰り上げで就職となったと勝手に考察しています。地元を離れる人は僕以外にも何人かいて、泣いている同期もいましたね。その病院に行くのが嫌だったわけではありません。ずっと過ごしてきた地元から離れるのが、あまりに想像がつかなかったんです。地元を離れるとわかった直後、気づいた時には、母親に電話をかけていました。「もしもし、なんか俺、N病院の就職になったわ」母の「え!?!?」という大きな声が、今でも記憶に残っています。そして、電話越しでもわかるほど、ウルウルしているんです。

一人暮らしを始めたタイミングから同じ家で暮らすというのはなくなりましたが、同じ市内だったので、「ちょっと来てー」と言われればすぐに行ける距離にいました。しかし、今度は気軽に会える距離ではありません。長野県って、思っている以上に広いんですよね。

就職先の病院が決まり、そこでまた配属先希望を聞いてもらい、第一希望を小児科、第二希望を循環器内科・心臓血管外科にしていました。そして、僕は第一希望の小児科ではなく、第二希望の循環器内科・心臓血管外科に配属となりました。

小児科を第一希望にしていた理由は、小児科実習が楽しく、子どもたちから癒やしを貫ったからです。しかし、それは僕だけではなく、みんなも同じ。そのため、いつの時代も、小児科はとても人気でした。小児科に配属とならなかったのは少し残念でした。

しかし、心臓という分野は、人間の生命に直結する重要臓器で、その仕組みや働きにとても興味がありました。配属になったからには、精一杯頑張ろう！　と、やる気に満ち溢れていました。しかし、循環器の病棟は入退院が激しく、患者さんの状態変化も目まぐるしかったです。新人の僕は、入職して1ヶ月も経たないうちに、「これからここでやっていけるのか」と不安に駆られました。

看護師としての一歩を共に踏み出した、最高の同期たち

初めての職場には、僕含め4人の新人看護師が入職しました。男女の内訳は2対2。奇跡的に、同じ病棟にメンズが2人配属となりました。さらに、奇跡がもう1つ。その4人は、全員同じ看護学校卒で顔馴染み。こんな恵まれた環境は、他にないと思います。本当に奇跡です。何故なら、配属される職場は14個ほどあり、35人の同期が散らばるわけです。35人中、同じ看護学校卒はたったの8人でした。そんな中で、1つの職場に同じ学校卒が4人って凄いでしょ？　この同期たちと一緒なら、本当に心強いと勇気づけられました。

前述した通り、僕が働く循環器内科と心臓血管外科は、患者さんの状態変化が目まぐるしく、ピリピリした現場で、先輩看護師のお姉様方も、より一層気合いが入っています。他の病棟と比べても、ストレスがかかる病棟だと思います。しかし、同期と

ご飯に行っては仕事の愚痴を零し、お互いをフォローし合って頑張っていました。

患者さんを受け持つ方法として、看護方式というものが幾つか存在します。その中でも一番多い看護方式は、チームナーシングです。チームナーシングとは、病棟に所属する看護師を2つ以上のチームに分け、そのチームで一定の患者を受け持つ看護方式です。各チームのリーダーが、経験年数、能力、専門分野などが異なるメンバーを取りまとめながら、日々の看護業務を行います。

僕の病棟もチームナーシングが適用されていました。僕たち4人は、2人ずつ別のチームに分けられました。主に、心臓の手術後の患者さんや、回復期にある患者さんを受け持つチームに女の子のうちの1人（以降Aちゃん）と配属になりました。

ある時、先輩から「明日までに、この疾患をここまで調べてきて」と宿題を出されたことがありました。こういう宿題がほぼ毎日で、本当に大変でした。Aちゃんと「じゃあ、明日はここまで調べてこようか！　それ以上は調べるなよ？」と、最小限の労力にするために、お互い入念に打ち合わせをして迎えた翌日。

宿題を提出したら、先輩がAちゃんを褒めています。それは何故か？　先輩に「調べてきなさい」と言われた二歩先まで調べてきたからです。「おい、ちょっと待ちなさい。昨日ここまで調べてくるって打ち合わせしたあれはなんだったんだ⁇」。Aちゃんは言います。「ごめん、やっぱり不安だったし、時間あったから」。急な裏切りです。やられました。確かに、看護学生時代から心配性で、抜け目のない人だったのを思い出しました。でも、だからといって喧嘩とかまではならないですよ？「こんにゃろ！」ってくらいです。

しかし、毎日の勉強や、強い精神的プレッシャーが辛かった新人の時からの3年間を乗り越えられたのは、唯一のメンズ同期（以降Sさん）の存在が一番大きかったです。Sさんは僕と同じ看護学校卒でしたが、僕の一個上の先輩でした。看護師国家試験で一度不合格となってしまったため、同期となったわけです。でも、今となってはそれが本当に僕の運命の分かれ目だったと思います。

Sさんとは仕事終わりでも、休日でも、ほぼ毎日一緒にいました。仕事が終わったら、牛丼屋さんかラーメン屋さんに行き、クリスマスも、クリスマスケーキを買って「メリクリ〜！」とかやっていました。そんなことを続けていたら、病棟の人たちから「あなたたち付き合っているの？」と交際疑惑をかけられるほどでした。それほど一緒にいた時間が長かったんです。

仕事は急変や覚えることも多く大変だったけど、Sさんとその大変な境遇を共有し合えば、明日も頑張るか！　と思え、気づけば3年間を乗り切ることができていました。僕がYouTubeを始めようと思った時に一緒の病院にいたら、絶対に「YouTube一緒にどうですか？」と誘っていたと思います。それほど信頼し、波長が合っていました。

仕事の愚痴や相談などはもちろん、お互い恋愛の話も沢山しました。恋愛の話に関しては、僕がアドバイスすることがほとんどでしたね。Sさんは本物のイケメンなのに、惜しい。LINEが長文なのが欠点です。だって、スクロールしないと全文が見えてきません。そして、即レスです。短文ならまだしも、長文からの即レスは疲れちゃいますよ。一緒にいる時に、気になっている子からLINEが来たら、「Sさん、待て！　まだだよ！　まだまだ！」と、犬のご飯前みたいな会話を何度もしていましたね。

本当に同期の存在は僕にとって大きく大切でした。今考えても最高の同期に巡り合えました。いや、同期の括りではぬるいですね。同期ではなく相棒ですね。

憧れのH先輩

看護師として数年勤めれば、憧れの先輩に出会えるものです。僕にもあんな風になりたいなぁ～という先輩がいました。名はH先輩。僕よりひと回り上のメンズナースです。H先輩は僕のプリセプターでした。僕の初めて勤めた病院では、3年間プリセプターがつき、指導係を担います。

H先輩はいつもすごいダルそうなんです。「あのー、起きていますかー？」と言いたくなる時も、多々ありました。でもH先輩は、なんせ仕事ができます。急変時となると、眠そうだった目をパッとかっぴらいて、どんどん周りに指示を出します。いや、「カッケェぇぇぇぇ」っすよ。いつも眠そうなのに、気だるそうなのに、しっかり仕事ができるというギャップに惹かれました。

あとは、他の看護師たちからの信頼も厚かったです。夜勤が一緒になると、みんな

「今日はH先輩いるから安心だね」と言います。そう言われてみてぇぇぇぇぇ。そんなエピソードもあり、「僕もあんな感じになれたらなぁ〜」と思うようになりました。

H先輩は、悪口を言っているのを見たことがないです。新人たちがミスをして上の人が愚痴っていると、「そういうこともありますよ」と庇ってくれて、いつも味方でいてくれました。そんなH先輩には、感謝の気持ちでいっぱいです。

普段は物静かですが、酔うとめっちゃくちゃ喋ります。そして、めちゃくちゃつまらないダジャレを放ってきます。でもそれも、一周回って面白いまでになりました。その場の雰囲気も和ませることができる完璧すぎる人でした。僕も、もう看護師7年目。少しずつでもH先輩みたいな、頼られる看護師に近づけているでしょうか。

YouTubeを始めた理由

僕の本業は看護師です。それなのに、なぜYouTube活動を始めようと思ったのか。YouTube活動を始めることは、誰にも言っていなかったので、家族や友人、視聴者からもよく聞かれる質問です。現在では、YouTubeで13万人を超える登録者の皆様に恵まれ、大変嬉しく思います。そこで、改めてYouTubeを始めた理由を話していきます。

始めた理由は、大きく分けて2つあります。

1つ目は、帰宅してから時間に余裕ができ、何か新しいことを始めたかったからです。僕は、新卒から勤めていた病院があまりにもブラックすぎて、看護師4年目のタイミングで現在の病院に転職しました。そしたら、QOLが大幅に改善されたんです。夜勤は以前の病院も割と定時上がりができていましたが、日勤の平均帰宅時間がクタクタの20時だったのが、転職してから元気ハツラツ18時になりました。

それはもう嬉しくて歓喜していましたが、次第に、「あれ？　暇だな」という感情が出てきました。本来であれば、余暇の時間を自分の趣味や、やりたいことに使えば良いのですが、特に思い当たるものもありませんでした。何も考えず、ネットサーフィンをしたり、YouTubeやドラマを見たりでも良かったのですが、僕はもっと目的を持った有意義な時間の使い方をしたかったんです。

そんな時に、中学生時代に出会った地元の仲良し3人組からYouTuberになった連絡があったことを思い出しました。彼らは「好きなことで、生きていく！　好きなことを仕事にして稼いでいきます!!」と、少し前に耳が痛いほど聞いた言葉を使っていましたが、当時、その連絡を受けた僕は、とても羨ましく感じました。中には、「変なことしているよ」と、小馬鹿にする人もいましたが、僕は目標を持って行動している彼らがかっこいい！　という感情に駆られました。成功するかしないかではなく、目的を持った上での行動力や積極性に価値があると思いました。

そこで、2つ目の理由が生まれました。僕も、自分自身の力で稼ぐ術を身につけてみたい！　という好奇心でした。昔から、興味があることや面白そうと感じたことには、飛び込むタイプでした。現在も看護師として病院からお給料をいただいていますが、こういった雇用されている形でいただく賃金ではなく、自分にしかないスキルで収入を得たかったんです。簡単ではないことは百も承知でしたが、簡単ではないからこそ、挑戦しがいがあるなと思いました。

そこで、どんな能力があると稼げるのだろうとリサーチして、幾つか候補が出てきた中で、YouTuberというワードがやはり目に留まりました。先ほどあげた、僕の友人YouTuberは、今はもう活動はしていません。「それなら僕が代わりに！」というリベンジ精神も、YouTube活動を後押しするガソリンになりました。

今の時代、動画はスマホで撮影し、スマホで編集できるという情報を知りました。「それなら、今日からでも始められるじゃん！」と、3日間で、カットの仕方やテキストの入れ方などをざっくり覚え、その後の3日間、看護師系の動画を撮るか、それとも〇〇やってみた！　みたいな動画を撮るか、ずっと考えました。そして7日目からは、家の壁を背景に、三脚にスマホをセットして、動画撮影をしていました。僕は思い立ったら行動してみる派です。そして僕は、２０２３年2月6日にYouTube投稿を開始し、看護師YouTuberとなりました。

YouTube初投稿

YouTubeに初めて投稿したのは、2023年2月6日。男性看護師あるある、看護師の日常、インシデントあるあるといった、3本のショート動画を世に送り出しました。○○を買ってみた！　といった、The YouTuberみたいな動画を撮ってみようかなとも、一瞬よぎりました。でも、男性で看護師という希少さを活かした動画に需要がありそうと思ったんです。しかし、再生回数は全く伸びず、3再生とかでした。でも、この時はこんなもんだと覚悟はしていたので、そんな大きなダメージはありませんでした。

YouTubeのロング動画で初めての投稿は、「タワー・オブ・テラーのキャスト風に入院案内をしてみた」というネタに走り、次は「バナナを模型に見立て、男性の膀胱留置カテーテルを挿入するコツ」といった、なんとも恥ずかしい動画を投稿していました。今は既に削除しており、誰も見ることはできませんが、最初の動画なんてそんなものです。

そんな動画でも、制作には何十時間という時間を費やしました。でも、再生回数はたったの8再生。いや、泣けてきます。すっごく時間をかけて作ったのに、8再生って。これは挫折していく気持ちもわかります。

しかし、どんなことも初めは大変であり、継続した先に、成功という結果があると思っていました。過去に何かこれをしよう！　と決めても、1週間でやめてしまうこともあった自分を変えるためにも、1年間は絶対に継続してやる!!!!　といった根性で、再生数がなくたって継続していくことを決めました。

ロング動画に関しては、ショート動画と違い、ネタもポンポンとは思いつきませんでした。そんな時に、偶然にも、一人暮らしの様子を投稿している動画がおすすめに流れてきました。ご飯を作って食べて寝て起きて……といったような、当たり障りのない動画です。でも、そのYouTuberは沢山のファンに囲まれ、多くの再生数を維持していました。

そこで僕はこれだ!!　と思ったんです。ショート動画で看護師のリアルや裏側を知ってもらいつつ、そんな看護師の一人暮らしの様子は、こんな感じなんだよ！　を発信しようと。そこから投稿スタイルが徐々に決まっていきました。

しかし、再生数は伸びることはなく、投稿開始から5ヶ月が過ぎようとしたある日、ついに初バズりを経験するのです。

YouTubeで初バズり

YouTubeを始め、5ヶ月が過ぎようとしていたある日、ついにショート動画で初バズりを経験することになりました。その動画は「小児科のナースコール」という題名の動画です。この動画で僕のことを知ってくれた人も多いのではないでしょうか？見たことがない人に、どんな動画なのかを簡単に説明すると、相手がお爺ちゃん、お婆ちゃんではなく、小児科に入院している小さな子どもからの可愛いナースコールの実態をお届けするというものです。僕は小児科を経験したことがなかったので、ネットで小児科ではどんなナースコールがあるのかを調べたり、小児科で働く同期や子ども病院で働く友達に聞いたりと、情報を集めて動画制作を始めました。

しかし、動画制作にあたり、1つの壁にぶち当たりました。それは、子どもの声をどうするかということです。少し悩み、僕が声を子どもっぽくしてアフレコすれば良いやと思い、子どもになったつもりで裏声も駆使してアフレコをし、仮動画を再生してみました。すると、めっちゃキモすぎる動画が爆誕してしまったんです。子どもが「ママがいいィィ〜」と言うセリフを、僕が裏声で言ってみたんですが、聞くに堪えない気持ち悪さで、癒やしの動画が一転、化け物の動画になりかねませんでした。そこで沢山考え、調べ、子どもっぽい声への変え方を見つけ出しました。そこは動画のイメージ維持や企業秘密として、内緒にしておきます。

そして、無事完成した動画を投稿したらミリオン再生を記録し、他のショート動画、ロング動画も再生されるようになり、えぼしの名が徐々に広がっていくこととなったのです。「小児科のナースコール」で初バズりを経験した時は、通知が鳴り止みませんでした。ピコン、ピコン、ピコンと鳴り続けていました。通知数も99＋という、見たこともない表示になっていました。あの時の高揚は忘れられません。その日は、同僚たちと飲み会をしていたんですが、お酒がいつも以上に美味しかったです。

職場にYouTubeがバレた日

看護師をしながらYouTube活動をしていると、この質問もよくされます。YouTubeをやっていることは、職場の人は知っているんですか？　と。結論から言うと、今はみんな知っています。いや、知られてしまったが正しいです。

というのも、僕はYouTube活動を誰にも言わずに、ひっそりと始めました。なんだかんだ、多少の恥ずかしさや照れ臭さがあったからです。登録者数が何万人っていれば、自信を持ってYouTube活動しています！　と公言できますが、なんせまだ、何の実績もない登録者数0人の身である故、大々的に告知はできませんでした。だから、登録者数が1万人を超えたら、少しずつ正体を明かしていこうと目論んでいました。

しかし、登録者数が5000人あたりになったある日、仕事終わりに同期から言われました。「YouTubeは順調ですか？　えぼしさん」。僕の本名ではなく、えぼしのワードが同期の口から飛び出しました。しかも、ニヤニヤしながら、してやったり！といった表情がなんともムカつく。僕は一瞬言葉を失いました。「なぜ知っている……!?」と。聞けばYouTubeのおすすめで僕の動画が流れてきて気づいたのだと言います。僕は速攻口止めに走りました。このことは誰にも言わないように、と釘を刺しましたが、時すでに遅し。「病棟の人、もう全員知っていますよ？」。背筋が凍りました。そうだ、この同期はスピーカー人間でした。これが僕の運の尽きだと知りました。

さらに、看護師の世界は、噂話などの拡散スピードが異様に速いです。1人に打ち明けたら、翌週には全員知っているほどです。自分から打ち明けずにバレたのが、なんとも言えない気持ちとなり、次の日に出勤するのが、ほんの少し億劫になっていました。

次の日、なんとか出勤はしたものの、誰1人としてYouTubeのことについては触れてきません。たぶん、みんな僕に気を使ってくれているのだろうと思いました。しかし、知られているのにYouTubeの話題に触れてもらえないのは、これまた気まずかったので、自分から聞きました。「YouTubeバレちゃってるんですね（笑）」と打ち明け、僕がYouTuberの道を歩んでいることを正式に告白しました。

そこから主任さんにも「YouTubeチャンネル登録者150人くらいの時から知っていたよ?」と言われ、超古参であったことを知ったり、師長さんや看護部長、面識のない外来の看護師さんや医師にまで、僕の活動が知れ渡ったりしました。

誰にも言わずに、ひっそりと始めたYouTube活動が一転、病院中に知っていただくこととなりました。今では他の病院でも知ってくださり、多くの方々から応援してもらっています。もっと多くの人に見てもらえるよう、看護師を頑張りつつ、YouTube活動も頑張っていきたいです。

PART 5

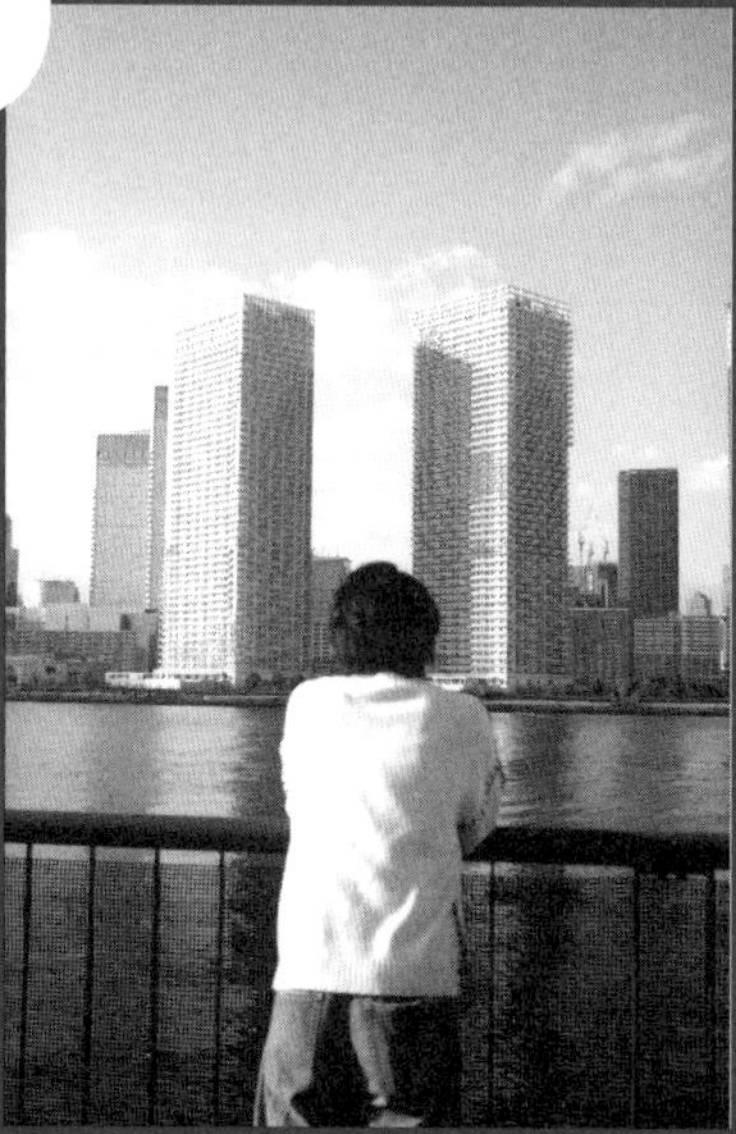

お悩み軽減ステーション

挫折を乗り越えろ！
看護師として成長するために

この仕事は自分に向いていないかもしれない。社会人を経験している多くの人が、このように感じたことが一度や二度はあるのではないでしょうか？　僕も「看護師向いてないかも……」と思ったことは何回もあります。

しかし、その時の向いていないかもという一時の感情に流されて、その仕事を諦めてしまったり、会社を辞めてしまったりするのはナンセンスです。そもそも、多くの人が「今の仕事に自分は向いていないかも」と思いやすいタイミングがあることを知っておきましょう。

僕の過去を振り返ってみると、まずは入職して間もない、1年目の時。新人は、しばらく先輩のサポートが入り、患者さんを1人受け持ちます。看護学生時代に実習をやってきたとしても、いざ臨床現場に放り出されると慣れていないため、先輩たちから注意や指摘をされることがとても多いです。「優先順位考えている？」や「それ今やらなくていいよね？」などは、よく言われていました。僕的には、しっかり優先順位も考えているつもりですが、臨床経験が豊富な先輩の思考に追いつくのは大変です。

さらに、患者さんの命を預かっているわけですから、時には心がキュッとなるような熱い言葉をもらいます。患者さんを8人ほど受け持っている先輩から熱い注意や指摘を何度も受けていくうちに、「自分はたった1人しか見てないのに、1人すらまともに見られない……自分はこの仕事に向いてないのかも……」と感じてしまうことがありました。

ある日、狭心症の患者さんを受け持ちました。その日は、経皮的冠動脈形成術（PCI）を行う日でした。PCIとは、狭くなった冠動脈をカテーテルで拡張する治療です。無事、手術自体は終わり、病室に帰室しました。帰室後には心電図の検査をしなければいけないのですが、丁度ナースコールで呼ばれてしまい、そのまま心電図を取るのを忘れてしまいました。

その後、ベテラン看護師から、やっていないことを指摘され、強く注意を受けました。僕だけ注意を受けるならまだ良いのですが、僕のプリセプターのH先輩まで、僕がしっかり仕事ができていないと、お叱りを受けてしまいました。僕のミスはプリセプターの責任になってしまうんです。僕の単純なミスのせいで、何も悪くないH先輩が注意されているのを見て、本当に申し訳なくなってしまいました。

その後、すぐに謝罪をし、H先輩から「次、気をつければいいから」と言われ、もう二度と同じようなミスを繰り返さないと誓いました。先輩たちは、新人に一人前になってもらいたいからこそ、目をかけてくれています。そのことを理解して、成長できるきっかけに繋げられると良いかもしれません。

あとは、仕事に慣れてきた2年目、3年目。ようやく仕事を一通り覚えてきた頃です。周りからは「もう新人ではないから仕事は任せられるだろう」と徐々に期待され始める、嬉しくも不安な時期です。先輩は新人に目を向けるため、ミスが多くなる時期とも言えます。ちょっとしたミスや失敗をして、新人と比較されると、必要以上に負い目やプレッシャーを感じてしまいますよね。僕も、「やっぱりこの仕事に向いていないかも」と感じることがありました。

でも、2年目、3年目になったからといって、ミスを完全になくすのは難しいです。そのため、1年目の時と同様にミスから学び、繰り返さないように、次からどのような行動を心がければいいかを考えられたらＯＫだと僕は思います。

たとえ向いていないと思えるような仕事でも、そこで努力できるかどうかで、キャリアの方向性と可能性は大きく変わると思っています。まずは、目の前の仕事をやり切ることから始めましょう。

今の仕事に向いていないと感じているのに、今の仕事で成果を出す努力をするというのは、矛盾しているように聞こえるかもしれません。技術や経験が不十分なために、仕事が思うようにいかないことも、多々あります。「今の仕事を十分にやり切ったと言えるか？」と自問自答し、「まだ十分とは言い切れない！」という場合は、成果を出すための努力を徹底的に行ってみてください。仕事の成果が出てくることをきっかけに、今の仕事にやりがいを見出すことができるかもしれません。

無限の可能性を信じて
～夢を見つけるための第一歩～

「やりたいことが見つからないんです」。僕に何件か似たようなダイレクトメッセージが届きました。文面から察するに、学生でしょうか？　確かに、学生の頃は、僕もやりたいことなんて何も浮かばずに、ぼんやり過ごしていました。

でも、こうして僕にメッセージを送るという行動を起こしている時点で、彼らは当時の僕より遥かに優秀です。そこで、僕が学生の頃には気づかなかったことや、こうしておけば良かったと思うことなどの、今だからこそ感じることや、気づきをここに書いていきたいと思います。

まず、やりたいことや夢がないんです！　と言って、何も行動しないまま、やりたいことや夢が降ってくるなんて、あり得ません。外に出て、色んな体験をして、物事に触れて、経験値を増やす必要があります。看護師という職業を知らなければ、看護師を目指すことができないのと同じです。

そんな僕は、学生の頃、何も行動せずに、家族に無理やり看護学校に入学させられ、現在も看護師として働いています。しかし、看護師の世界に飛び込んで働いてみれば、最難関レベルで難しい採血が上手くいった時や、患者さんの異常に早期に気づき、悪化の予防ができた時などに、「あれ？　看護師って楽しいし、頼られて嬉しいし、僕に合っているのかも！」と思うようになりました。僕の場合は特殊な事例ですが、沢山の経験や物事に触れると、「これ私に合っているかも」というような、運命的な出会いが待っているかもしれません。

また、やりたいことや、夢を見つける時に、「自分には無理」という感情は捨てましょう。新しいことに挑戦しようと思い立っても、友達や親から「やめた方がいい」と言われたり、「簡単じゃない！」というSNS投稿を見たりすると難しく感じてしまい、「私には無理だ」と諦めてしまいがちです。やってもいないのに、です。

やってみなければ、何もわからないじゃないですか。僕がYouTubeを始めてみようと思った時も、友達や親に相談すれば、「やめなさい」とか「簡単じゃないよ」って、絶対言われたと思います。簡単ではないことは百も承知でした。動画の編集もしたことがなく、僕はただの一般人です。動画制作に関しては、何のスキルも持ち合わせていませんでした。しかし、そこで自分には無理と諦めずに、不器用なりに、地道に続けていった結果が今なんです。こんなにも沢山のファンの皆様に恵まれ、これほど幸せなことはありません。自分には無理といった感情は、この本を読んで捨てましょう。

外に飛び出して、経験を重ねると同時に、自分を知ることが必要です。何が得意で不得意なのか。どんな人が苦手なのか。どんな時に、やりがいや、生きがいを感じるのか。そこで思いますよね？　自分を知るにはどうしたらいいのかと。僕がやっている方法を紹介しましょう。

それはジャーナリングです。聞いたことがある人はいるでしょうか？　ジャーナリングとは、自分の思考や感情を紙に書き出すことです。紙に書き出すことで、自分の感じていることや、考えていることを客観的に見つめることができます。ジャーナリングを普段の生活にとりいれることで頭が整理されて、やりたいこと、やるべきことが見えてくるといった効果があります。鏡を見ないと自分の顔がわからないように、ジャーナリングは自分の心を鏡に映すような作業です。そして、この時のポイントになるのは、素直に心を開くこと。自分に嘘をついていると、ジャーナリングは上手くいきません。自分の心を開くためにも、ジャーナリングは他人に見られない、一人きりの部屋でやることをお勧めします。心を開いて自分と話し合えば、客観的に自分を知れて、自分のやりたいことや夢は何なのか気づくきっかけになるかもしれません。人には皆、選択肢が無限にあります。

よく、「えぼしさんは、20代で若いから！」なんてことを言われますが、歳なんて関係ありません。「何かに挑戦しよう！」といったやる気や活力こそが若さだと思っています。病院に勤めていると、60代、70代の患者さんがパソコンをカタカタしながら本を読んでいて「何読んでいるんですか？」と聞くと「囲碁を始めようかと思って！」とおっしゃるなど、皆さん若いな～と感じることが多々あります。挑戦することこそが若さそのものであり、年齢を理由に諦めるのは勿体ないです。歳のせいにするのは、今日でやめましょう。

あなたにも、まだ無限の可能性が秘められています。まずは、少しでも興味を持ったことに飛び込んでみてください。そして、自分を知り、経験を重ねていくことで、きっとやりたいことが見えてくるはずです。

連休取れたら旅行に行こう

小さい頃、年に1〜2回ほど、家族旅行に行っていました。主に山梨や、群馬、新潟などの、長野県に隣接する県に行っていました。普段と違う場所に行くことや、違う景色を見ることが小さい頃から好きでした。そのため、新しいことに出会える旅行が好きなんです。なにも遠出しなくたって、近場の、行ったことがないカフェに足を運ぶだけでも、満足するタイプです。

旅行の魅力は「いつもと違う、非日常」を感じられることです。海なき長野県民の僕は、県外に出て、海を見ると大興奮してしまいます。「海だァァァァァ‼‼」「ウォォォォォォ‼‼」と目を子どものようにキラキラ輝かせ、叫んでしまいます。

旅先で、行き当たりばったりに入った居酒屋の店主との出会い。見たこともないようなエメラルドグリーンの海を見て、普段では味わえない、現地の食を楽しむ。旅行は、非日常の空間を与えてくれます。

そんな旅行から帰ってきたら、「疲れた心も充電完了!!」「また明日からも頑張るぞ!!」。そんな高いモチベーションにしてくれる魔法が、旅行にはあります。もしかしたら、旅行は歩くことも多いので、身体的には疲れたと感じる人が多いかもしれませんが、それ以上に、心の疲労が回復します。

旅行に行く時には、交通手段はどうするか、どこに泊まるか、どこで食事をするのかと、計画を立てる人が多いと思います。僕は、その計画を立てることがワクワクして楽しいんですよね。今は、YouTubeやInstagramなどで旅先のホテルやカフェなどをお洒落に発信しているインフルエンサーが非常に多いので、SNSを活用して計画を立てることが多いです。食事をするお店やカフェが混んでいて入れないケースが嫌なので、代替案を3～4個考えておくタイプです。

旅行にはハプニングがつきものです。2年前、沖縄に行った際に、真っ白なレンタカーを借りました。ホテルの駐車場に停めて、翌朝、車に乗ろうとした瞬間、唖然としました。夜中に、レンタカーの真上にあった赤い木の実が、風の影響なのか、流星群のように降り注いでいたんです。落ちた際に、木の実の赤い汁がぶしゃっと飛び散り、血のように汁が滴り、レンタカーがゴーストカーに変貌を遂げていました。その日がハロウィンだったら、一目置かれた車になっていたかもしれませんが、その日は七夕でした。子どもたちが、キラキラした目で短冊に願い事を書いているその目の前を、ゴーストカーが走ってみなさい。七夕がぶち壊しです。

そのため、なんとしても元通りにする必要がありました。しかも、レンタカーですし。ですが、沖縄は気温も高く、その日は快晴だったので、落ちた木の実がカッピカピに干からびていたんです。その日ばかりは、快晴であったことを恨みました。ホテルからホースとスポンジを借り、せっかく沖縄まで来たのに、1時間ほど洗車をするはめになりました。

教習所では、こんなハプニングが起きるなんて習っていません。教習所の教科書にも、駐車場に停める時は、頭上に木の実などのトラップがないか確認するようにと、書いておくべきです。全く予想ができなかったことでしたが、そんなハプニングも、時間が経てばいい笑い話です。

旅行に行くとなれば、計画を立てないといけないし、ハプニングにも遭遇します。しかし、これが案外、看護師になってからも役に立っています。朝の情報収集の時間に一日のスケジュールを立てる際、何かハプニングがあった時のために、予備のプランを自然と考えるようになりました。何か仕事中にハプニングが起きても、動じなくなりましたね。

旅行は楽しいだけでなく、人として成長をする貴重な機会になります。日常生活から少し距離を置くことで、日頃抱えているストレスが軽減し、自分自身や日常を見つめ直すことができます。旅行って最高だよ。さあ、今度はどこに旅行しにいこうか。

尊敬と嫉妬心

皆さんは、尊敬している人はいますか？　僕にも尊敬している人は何人もいますが、今回は僕の親族にスポットを当てて話していきます。僕には叔父がいます。僕が小学生、中学生の時に、母親から「叔父たちは勉強ができて凄いんだよ！」と何回も聞かされました。「慶應と一橋だよ！」と自分のことのように。

しかし、当時の僕は、慶應は知っていても「ふーーん」という反応。さらに、一橋大学なんて聞いたこともなく、知らんけど名前からして橋を作る大学か何か？　と思っていました。まだその時は、大学受験を意識しておらず、呑気に過ごしていたので、どれくらい凄いのかが全くわからなかったんです。

時は過ぎ、凄さを知り、尊敬の念を抱き始めたのが高校生になってからです。いよいよ、大学受験というワードが嫌でも聞こえ始めた時に、叔父たちの出身大学を調べました。そして、驚愕しました。とてもじゃないけれど、僕の手が届くレベルの大学ではなく、今からどんなに勉強をしても無理だと。母親が自分のことのように、誇っていたことを思い出しました。そこから叔父たちの凄さを実感し、良い家に良い車、素敵な奥さんと優雅な暮らしを送っているのを見て、尊敬しつつもどこか嫉妬心が芽生えていました。

嫉妬と聞けばマイナスなイメージを抱きがちですが、僕はそうは思いません。嫉妬するから本音に気づけますし、嫉妬することで、僕も優雅な暮らしがしたいし、叔父たちから「凄い！」と認められたいという気持ちを持っていることに気づくことができました。

もっと深掘りしていくと、当時の僕は突出した才能が何もなかったため、自己肯定感が低く劣等感を覚えていました。特に具体的なことは言えないけれど、僕も自分自身のことで凄いと叔父たちや周りの人から言われたいし、尊敬されたいと思っていたんです。

もちろん、看護師が凄くないというわけではありません。先ほどは述べませんでしたが、YouTube活動の1つの原動力として、叔父たちへの嫉妬心もあったと思います。

そして、今ではこんなにも多くのファンの方々に囲まれ、叔父たちにも「お前凄いじゃん！」と言ってもらえたのはなんとも嬉しかったです。

嫉妬とは全てが悪いものではなく、自分と向き合うための良いスパイスにもなります。嫉妬する場面が訪れた時は、あなたの心の奥底に眠っている本音と向き合える、素敵な機会だと思いましょう。

僕の結婚観

結婚観といざ言われると、なかなか難しいものです。ですが、この機会に、僕の結婚観について少し考えてみました。今の時代は晩婚化という言葉があるように、結婚年齢が年々上昇しています。なんなら、結婚しないという人もいるくらいです。

僕は中学生、高校生くらいの時には「結婚は25歳までに！」なんてことを、根拠もなく考えていました。しかし、人生は上手くいかないものです。もう2年もオーバーしてしまいました。親からも「早く孫の顔が見たいわ！」なんて煽られる始末です。子どもはそうですね。2人くらい欲しいなんて思ったり……。僕が5人きょうだいなものですから、5人とは言わないですが、2人くらい、男女でいてくれたら嬉しいですね。

結婚式は挙げるか挙げないか問題。僕は絶対に、挙げたい派です。自分たちの思い出作りというのもありますが、これまで育ててくれた親や、支えてくれた友人たちに、感謝の気持ちをそこで目一杯伝えたいです。普段の生活でも伝えなさいよって話ですが、僕はそういうのは少し苦手なので、こういう場があった方がありがたいです。

この前、友人の結婚式が2日続けてありました。友人代表のスピーチや、二次会の司会進行という光栄な役を任せていただきました。本当に両方とも素敵な結婚式で、僕も涙したくらいです。そこで改めて「結婚式っていいなあ〜」と思いました。結婚式ロスと言っても過言ではありません。

パートナーとは、背伸びをすることなく、お互いが素でいられて、自然と笑顔になれるような関係が理想的です。親や親族たちのように、お互いを思いやれる関係性は素敵だなと感じます。心を動かされる出会いというと大袈裟ですが、僕にとって、これまでの全ての出会いが、僕の心を豊かにしてくれた、かけがえのない宝物です。これからも様々な出会いに喜びを感じつつ、一つ一つの出会いを大切にしていきたいと思っています。

ここまで僕の結婚観を書いてきましたが、結婚観が全く同じ人と出会って、お付き合いをするなんて、なかなかないと思うんです。それこそ天文学的な確率だと思います。結婚観の違いがあったとしても、お互いの結婚観を尊重し、その違いを埋めるために、どのようにお互いが譲歩していくのかということが大切だと思っています。結婚観の違いを受け入れ、お互いに歩み寄る姿勢があれば、結婚生活はきっと上手くいくと思っています。そう願っています。

まあ、そんな僕はもちろん結婚などしたことがないので、戯言だと思っていてください。

心が疲れたら、まずは休みませんか？

一生懸命仕事をしている。一生懸命運動して、一生懸命家事、育児をして。一生懸命ポジティブ思考を心がけて、一生懸命勉強もしている。だけど、なんだか最近、昔みたいに楽しめない。そんな風に思うことはありませんか？　それもそのはずです。身体と同じように、心だって息切れするものです。ちょっとだけ、休ませてあげましょうよ。

とりあえず、身体中の力を抜いて爆睡しましょう。質の良い睡眠を取ることで、身体や脳がリフレッシュされ、ストレスホルモンであるコルチゾールが低下します。ただし、爆睡をするためには環境も大切です。寝室は遮光カーテンなどを用いて、太陽の光をシャットアウト。お香なんかもたいちゃったりして、リラックスできる空間にします。寝る前のカフェイン摂取を控えるなど、睡眠の質を高める工夫も大切です。

心が疲れて感情のコントロールができない時は、とりあえず、力を抜いて寝ることにしましょう。

自覚はしていないものですが、心が疲れている時は、睡眠中も焦っていることが多いものです。ストレスホルモンの影響や、筋肉の緊張などが重なり、睡眠が浅くなったり、リラックスできない状態が続いたりすることがあります。「眠れないよ！」なんて人もいるかもしれません。眠れるのがベストですが、眠れなくても構いません。脱力して、ぼんやりしてください。

思い切って、かなり過去に戻って、初恋の人のことを思い出すのも案外良いかもしれないですね。初恋の人というのは、たいていの場合、今は繋がりのない相手です。心を休める時に大切なのはその時の「トキメキ」を思い出せるかどうか。

僕の場合だと、あー、夏休み中のうさぎの餌やり当番を決める時に、初恋の子が「金曜日なら来られる！」って言った瞬間に、僕も「金曜なら来られる!!」って大慌てで被せたなあ。2人でにんじんをあげて「うさぎさん可愛いね」と、うさぎ小屋デートをしたっけな。あの当時のトキメキは、今思い出しても素敵な思い出です。まあ、僕の甘酸っぱいエピソードは置いておきましょう。

お休みが取れるなら、ぜひ自然の多い場所に出かけてみてください。広大な緑や大木を見つめるだけでも、安心感が得られます。え？　どこかお勧めの場所はないかって？　そうですね、それなら長野県においでなさい。長野県の戸隠神社奥社参道にある、樹齢400年超の杉並木は圧倒されますよ。白馬村で、北アルプスを眺めるのも良いですね。でも、そんな大自然じゃなくても、風に吹かれるだけで心は落ち着くはずです。夜風に当たりながら散歩するのも、いいですね。

時には、小さな子どものように、ひたすら泣いてみるのもお勧めです。涙を流すことで、身体がリラックス状態に移行し、ホルモンバランスが整います。感情的な涙にはオキシトシンといったホルモンが関連していて、これらは安心感や絆を強める働きがあります。オキシトシンは「愛情ホルモン」として知られており、感情的な安定感を与え、ストレスを軽減する効果があります。

涙は、ただ単に、目の表面を潤し、異物が入った際にそれを洗い流す働き以外に、「涙の機能」を超えた心理的・生理的なメリットがあります。ストレスの多い状況にいる人にとって、涙を流すことが1つの癒やしの手段となります。

しかし、そう簡単には泣けないでしょう。僕もそうです。なので感動する本や、映画などをきっかけに涙を流すのが良いかもしれません。

心が疲れてしまった時は、身体も萎縮してしまっていることが多いものです。そんな時には、どんな場所でも、どんな時にも両手を上にあげて、背中をぐーんと伸ばしてみてください。はい、せーーの！　ぐーーーーーんとね。背中の緊張がとれることで、気分転換ができたり前向きな気持ちになれることもあります。

背中や肩の筋肉に緊張が溜まると、身体は「ストレス状態」となります。この時、交感神経が活発になります。交感神経が優位になると、身体が緊張し、心拍数や呼吸が速くなり、身体が「警戒状態」に入ります。ですから逆に、背中の緊張をほぐすことで、副交感神経という身体をリラックスさせる神経が優位になり、心拍数が落ち着き、呼吸が深くなり、身体全体がリラックスします。結果として心身が落ち着き、気分がスッキリし、前向きな気持ちになりやすくなるんです。

生きていれば、人は身体だけでなく、心も気づかぬうちに疲れています。自分に気を配って、自分を大事にしてください。「自分を大切にできる人だけが、周囲の人を大切にできる」という言葉通り、まずは自分にベクトルを向けて、頑張っている自分を大切に労ってあげましょう。

忙しい毎日を乗り切る！
時間に縛られない生き方のコツ

時間はどんな人にも、平等に与えられています。一日が48時間の人はいないし、一日が12時間の人もいません。みんな等しく一日は24時間です。24時間以上ある人は教えてください。羨ましいので裁きます。

人生には、猫の手も借りたいほど忙しい時もあれば、退屈でのんびりとした時もあります。僕は寒い冬の日、目覚ましが鳴る朝は、布団から出たくありません。こんな時は、「あと10分でいいから、寝かせてほしい〜」と毎回思います。逆に、予定がなく、ダラダラと過ごしてしまう休日は、「この10分を、あの時の朝に使いたい！」なんて無理なことを思っています。時間の使い方が、いかに大切かを実感する瞬間です。

そんな、時間の価値を深く考えながら、僕は、時間に縛られずに生きていきたいと思うようになりました。

そのための方法としては、まずは、物事に熱中することだと思います。僕はYouTubeの編集をする時や、読書をする時、好きなドラマを見る時などは、時間が経つのも忘れてしまうほど夢中になります。「あれ、もう夕方!?」なんて日もザラにあります。逆に、誰かを待っている時や、何もすることがない時は、1分1秒がとても長く感じ、1分を10分と錯覚するほどです。なので、時間を有意義に使いたいのであれば、心から夢中になれるものを見つけ、それに没頭することが大切だと思っています。

あとは、ゆとりを持って生活することです。今でもたまに寝坊をしてしまい、スマホのアラームを3分おきにセットし、やっとこ起きて、時間に追われながら歯を磨いたり、髪をヘアアイロンでセットしたり、朝食を食べたりすることがあります。しかし、早起きをした時は、ニュースを見たり、少しお洒落な朝ご飯を作ったりと、充実した朝を過ごすことができて、寝坊した時とは大きな差があります。たった30分の差でも、その差は非常に大きいです。ゆとりを持った生活を送ることで、時間に追われることなく、よりリラックスした状態で一日をスタートさせることができます。

これらを踏まえて、看護師をやりながら、YouTube活動ってどんな時間管理で行っているんですか？　とよく聞かれます。しかし、そんな難しいことは、全くしていないです。僕のYouTube動画の場合は、日常を切り取っているだけなので、帰宅までの様子や、帰宅後に夕食を作る様子を、三脚を使いスマホで撮影しているだけなんです。他のYouTuberと違い、〝〇〇に行ってみた！〟とか、〝ドッキリしてみた！〟のような、企画物の動画ではないので両立ができているのだと思います。編集の時間はどうしているのかというと、皆さんは夕食を食べたら、テレビを見たり、スマホをいじったりしていますよね？　その時間を、僕は編集に充てているだけなんです。でも、22時まででは編集をして、22時からは資格の勉強をするというように、スケジュールは立てています。そうでないと、延々と編集だけになってしまい、本業に支障が出てしまいますからね。

時間を効率的に使い、無駄にしないようにすることは、結局、自分がより多くの自由な時間を得るための一歩だと思います。時間に縛られすぎない生き方、主体的で能動的な生き方こそが、自由で有意義な時間を創り出す鍵だと思います。これからも、自分の時間を有意義に使い、時間に縛られない生き方をしていきたいと思っています。時間は有限だからこそ、大切に使っていきたいものです。

失敗を宝に変える！
明日はきっと笑っている

生きていると、笑う時もあれば落ち込む時もあるかと思います。生きることは、学ぶことであり、学ぶことには喜びがあります。今年、僕は28回目の誕生日を迎えます。この世に生まれてから、毎年その日を迎え、気がつくと、もう27歳になりました。

その間に僕は、一体いくつの失敗を重ねたんだろうか。何人の人を無意識、時には意識的に傷つけてしまったのだろう。僕は、いや人間は、完璧な生物ではないから、人生の全てにおいて成功することなどできません。むしろ僕は、そんな人は、いてほしくないです。僕たちは、決して万能ではありません。だから、失敗に失敗を重ねて学び、明日を迎えるわけです。

そう考えた時に、鍵となるのは、失敗体験をいかに明日の自分の糧にするか、ということです。僕たちがタイムマシンに乗って、時間を遡りでもしない限り、過去の失敗は、永遠にその姿を保ち続けます。唯一、現在を生きる自分が変えられるのは、未来のみです。ならば、その未来を変えていかなければなりません。

看護師1年目の時に、医師の動脈採血の介助につきました。僕は、医師から受け取った血液を、緊張のあまり、全て零してしまいました。医師は大激怒です。声がデカすぎて、途中からなんと言っているのか聞き取れないくらいでした。その様子を見た患者さんが引いているくらいです。逆に、患者さんが、「先生、私はもう1回採血でも大丈夫ですよ」と医師をなだめる始末です。怒る理由にはやはり、患者さんに負担が掛かってしまうことがあります。もう1回採血なんて誰も好きじゃないですからね。

そこに駆けつけた先輩たちに、別室に連れて行かれ、再び注意を受けました。その後はかなり落ち込みましたが、同期や先輩がご飯に連れて行ってくれたり、「私も過去にこんなことがあったよ」と、僕の落ち込んだ気持ちを和らげてくれたりしました。

物事を悪い方に考えるマイナス思考は、良くないと思われがちです。悩みがある自分自身のことを嫌になったりするんですよね。でも、「明日は試験がある」「プレゼンがある」「ミスしたら怒鳴り散らす医師の介助がある、どうしよう、心配だ……」と悩む人の方が、成長できると思っています。不安や悩みが芽生えてくるのは、成長しようと、前向きに生きている証拠ではないでしょうか？　マイナス思考になる自分から、目を逸らさずに向き合えば、不安や悩みも宝になります。

オリンピックの金メダリストや、世界の大谷翔平選手だって、不安な時はきっとありますよ。世の中で活躍している人は、みんな不安を乗り越えて生きています。今日は失敗して落ち込んだ、悲しかった。だけど、明日の自分はきっと笑っている。そんな風に考えられる大人になりたいなあ〜と。

出口のないトンネルはないと言います。お先真っ暗でも、手探り状態でも、真っ直ぐ突き進めば必ず光は差してきます。そう信じて、今日も自分に、そして読者にエールを送りたい。

おわりに

まず、最後まで本書を読んでくださり、本当にありがとうございました。命を削りながら書いた甲斐がありました。

半年ほど前に「本を書いてみませんか？」と、1件の連絡が届きました。当時は驚きが隠せませんでした。なぜなら、僕の人生の行動計画の中に本を執筆するという計画はありませんでしたから。しかし、こんな機会はなかなかないと思い、引き受けさせていただきました。

本を制作する方法として、僕が話した内容をライターさんにまとめてもらうか、自分で一冊、文章を書き上げるかという2つの選択肢を提示されました。僕は、本は読むけど書いたことがないし、看護師の仕事もあるので、まずはライターさんにまとめてもらう方向で話を進めていました。しかし、やっぱり自分の手で書き上げた本を世に届けるということに、大きな意味があると思い、自分の手で執筆することに決めました。

ところが、本を一冊執筆するという行為は、想像を遥かに超えるほどの困難を極めました。読んでくださる人のことを常に想像しながら、自分が伝えたいことを届けようとすることは本当に難しい作業でした。

本というものは、著者と編集者の二人三脚で作り上げていくもので、僕が下書きを編集者に提出し、添削をしてくださるという工程です。さらに、僕を担当してくださった編集者の井上さんは「私は赤ペンを入れるのが多い方だと思います」と、嫌でも学生時代を思い出させてくれるような素敵な方でした。井上さんなしに、この本の完成はありませんでした。その他、関わってくださった全ての人にお礼を伝えたいです。本当にありがとうございました。

そして、本の制作に携われたことを非常に光栄に思います。本の制作は大変でしたが、清々しい達成感が溢れています。

最後に、いつも応援してくださっている視聴者の皆様、本書を手に取ってくださった読者の皆様、言葉では言い表せないほどの感謝の気持ちでいっぱいです。最後まで読んでくださりありがとうございました。

僕はまだまだ未熟者です。ですが、もっともっと学び、経験し、誰にでも誇れるような魅力的な人間へと成長することを約束します。この本を通して、看護師がもっと身近に感じられ、皆さんに何かプラスの影響を及ぼせたなら、僕はとても幸せです。

2025年3月　えぼし

もしかしたら、
入院した先で僕が看護師として
対応させていただくかもしれません

男《だん》性《せい》看《かん》護《ご》師《し》ですが何《なに》か?

2025年4月16日　初版発行

+著者　えぼし

+発行者　山下 直久

+発行　株式会社KADOKAWA
〒102-8177　東京都千代田区富士見2-13-3
電話0570-002-301(ナビダイヤル)

+印刷所　TOPPANクロレ株式会社

+製本所　TOPPANクロレ株式会社

●お問い合わせ
https://www.kadokawa.co.jp/(「お問い合わせ」へお進みください)
※内容によっては、お答えできない場合があります。
※サポートは日本国内のみとさせていただきます。
※Japanese text only
定価はカバーに表示してあります。

ISBN 978-4-04-607328-0　C0095

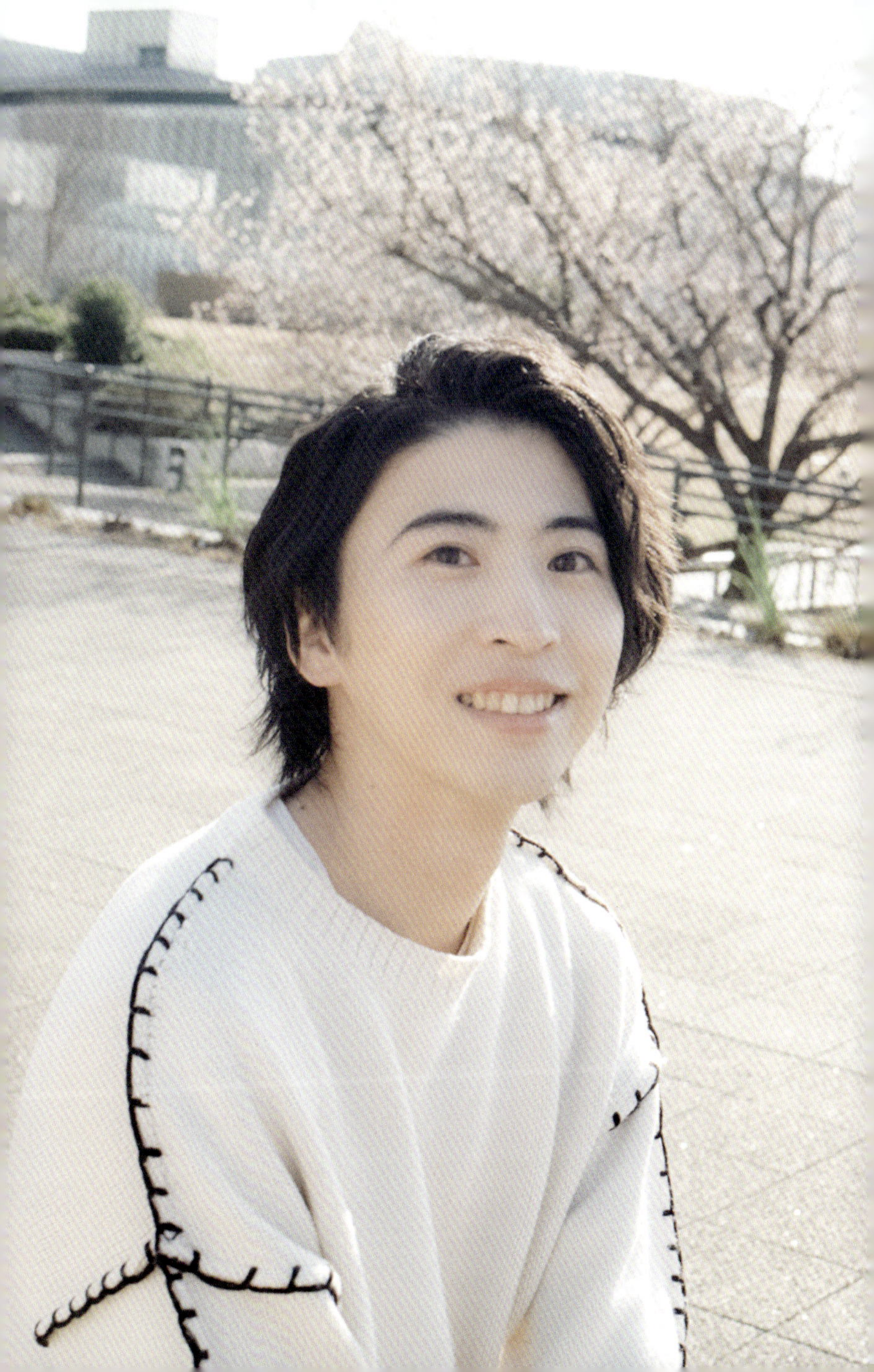

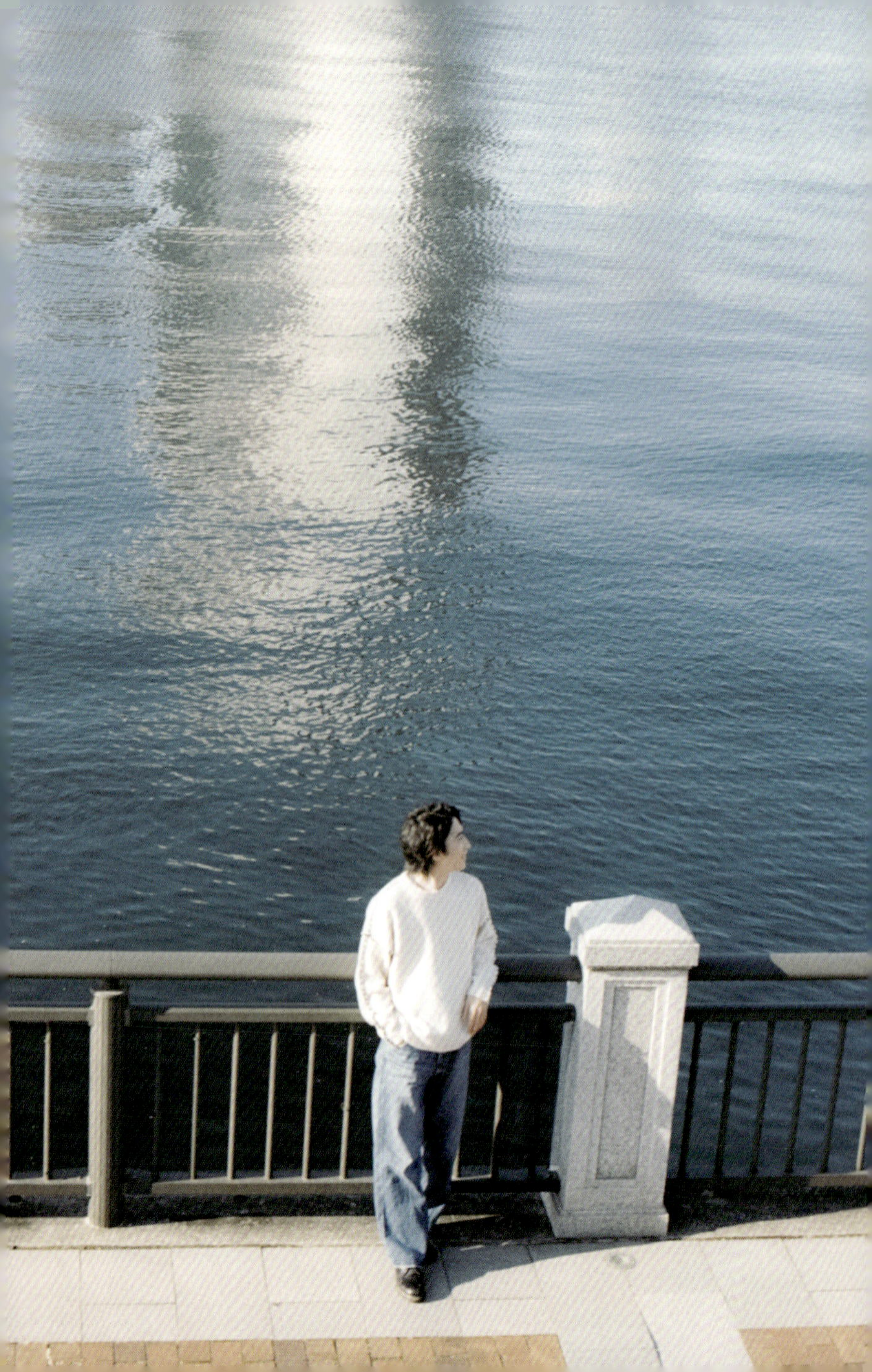

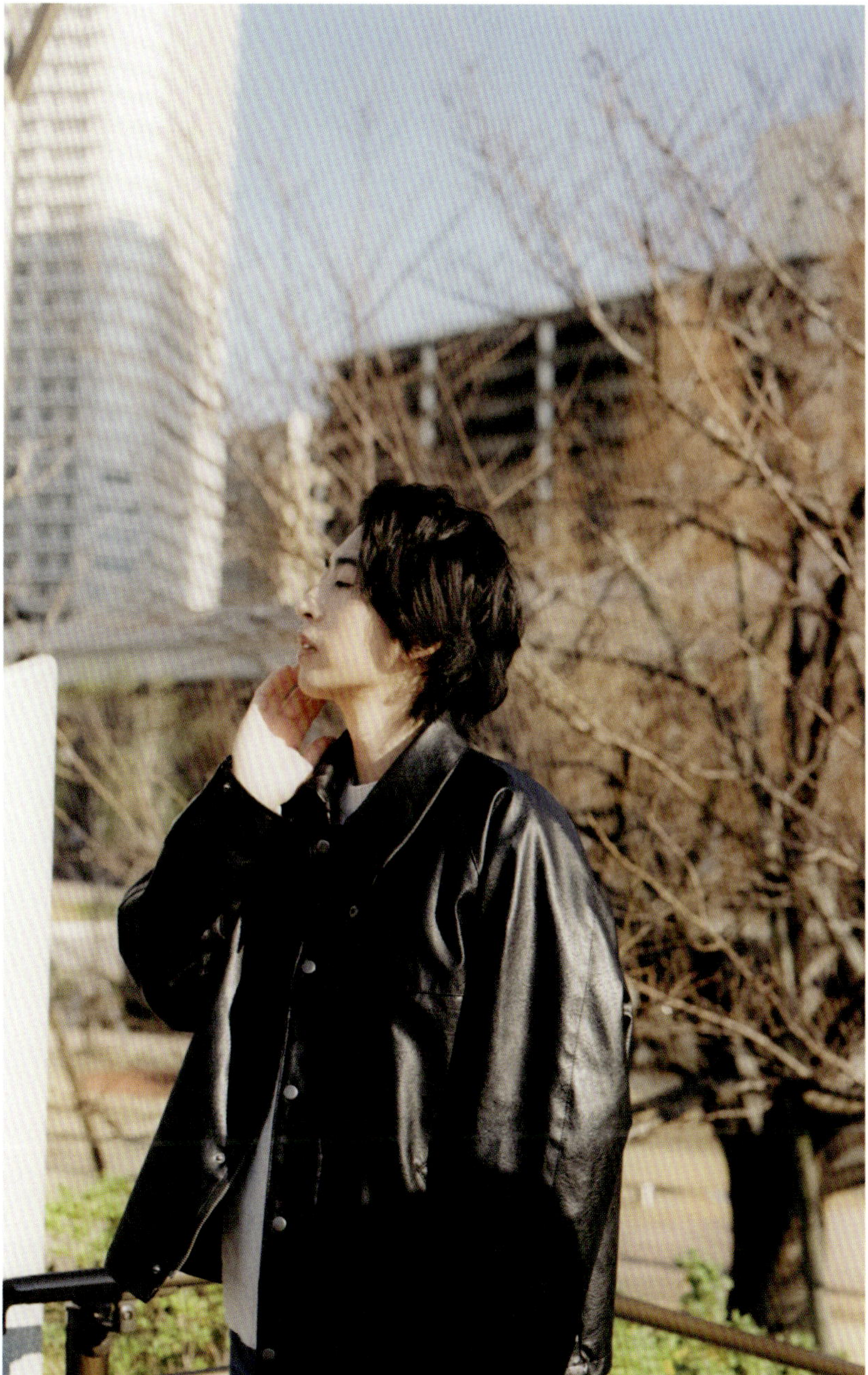

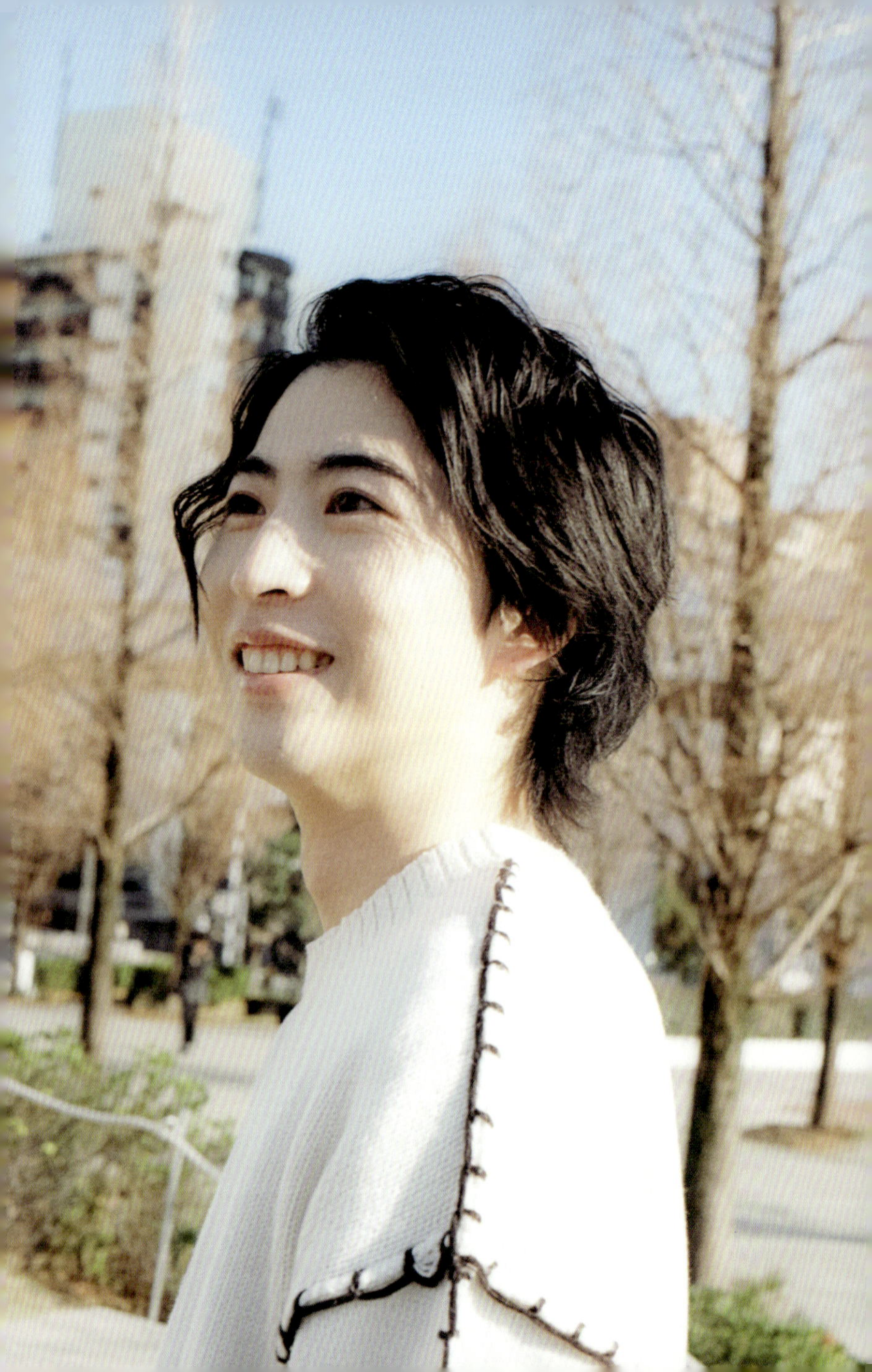

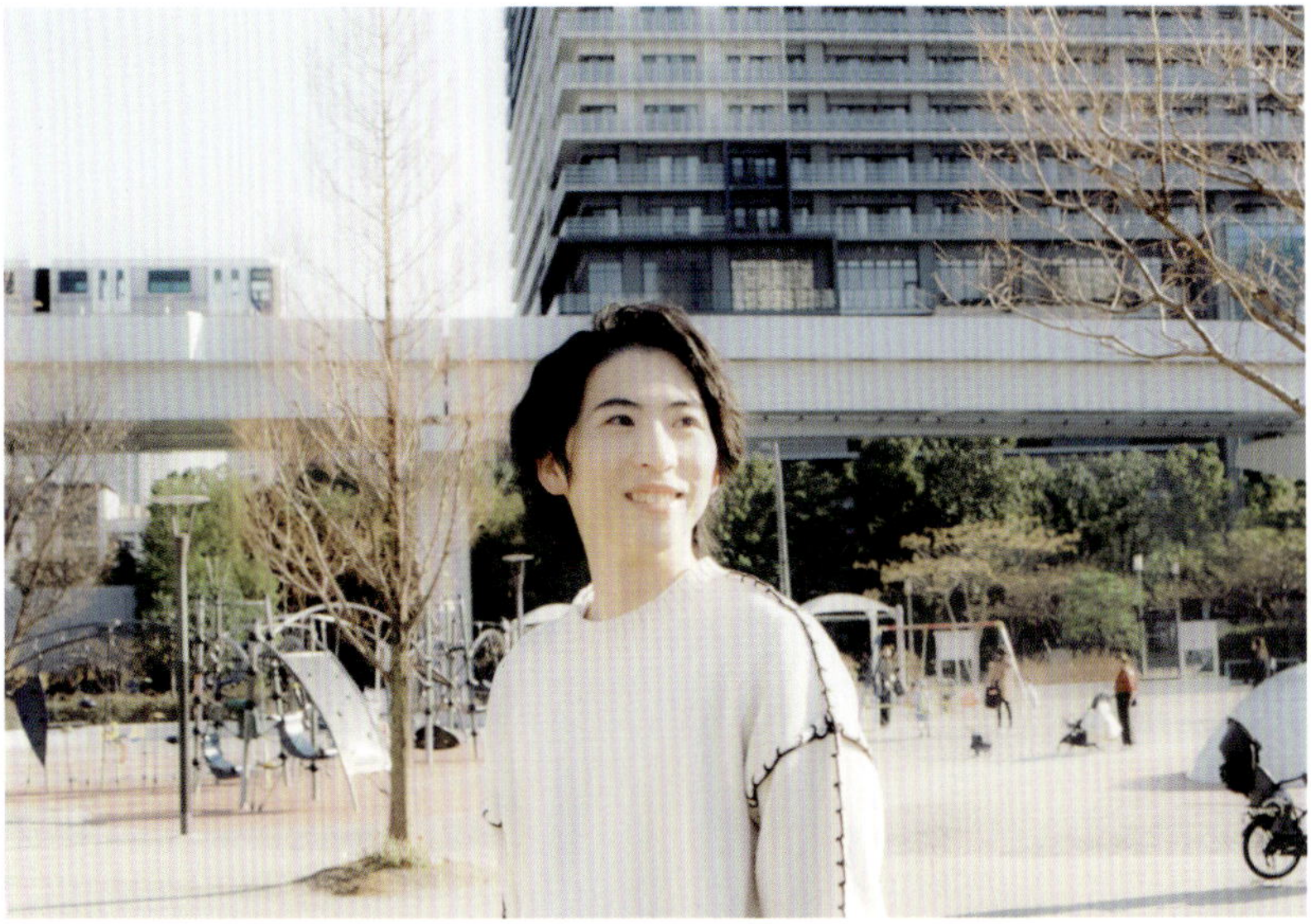

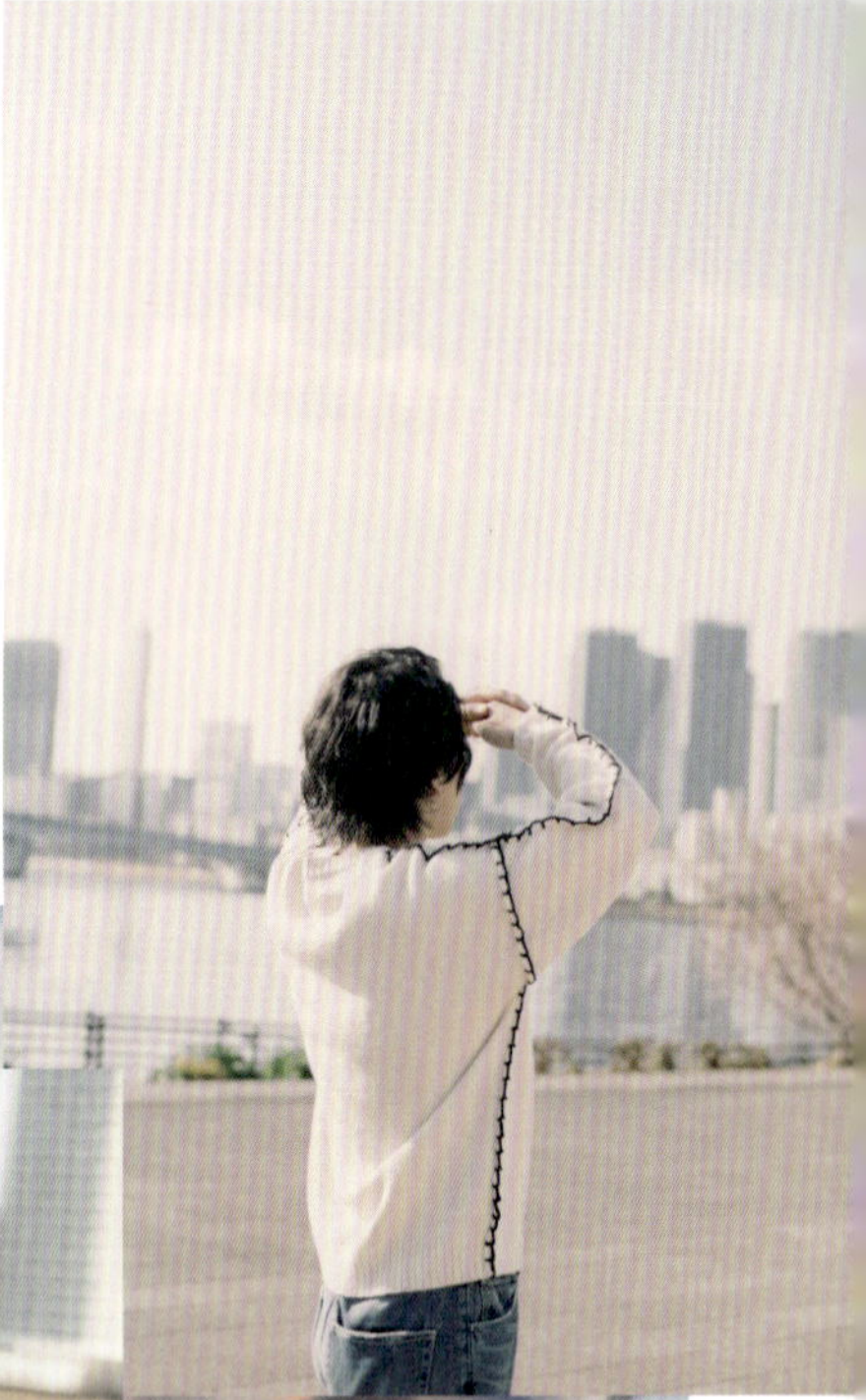

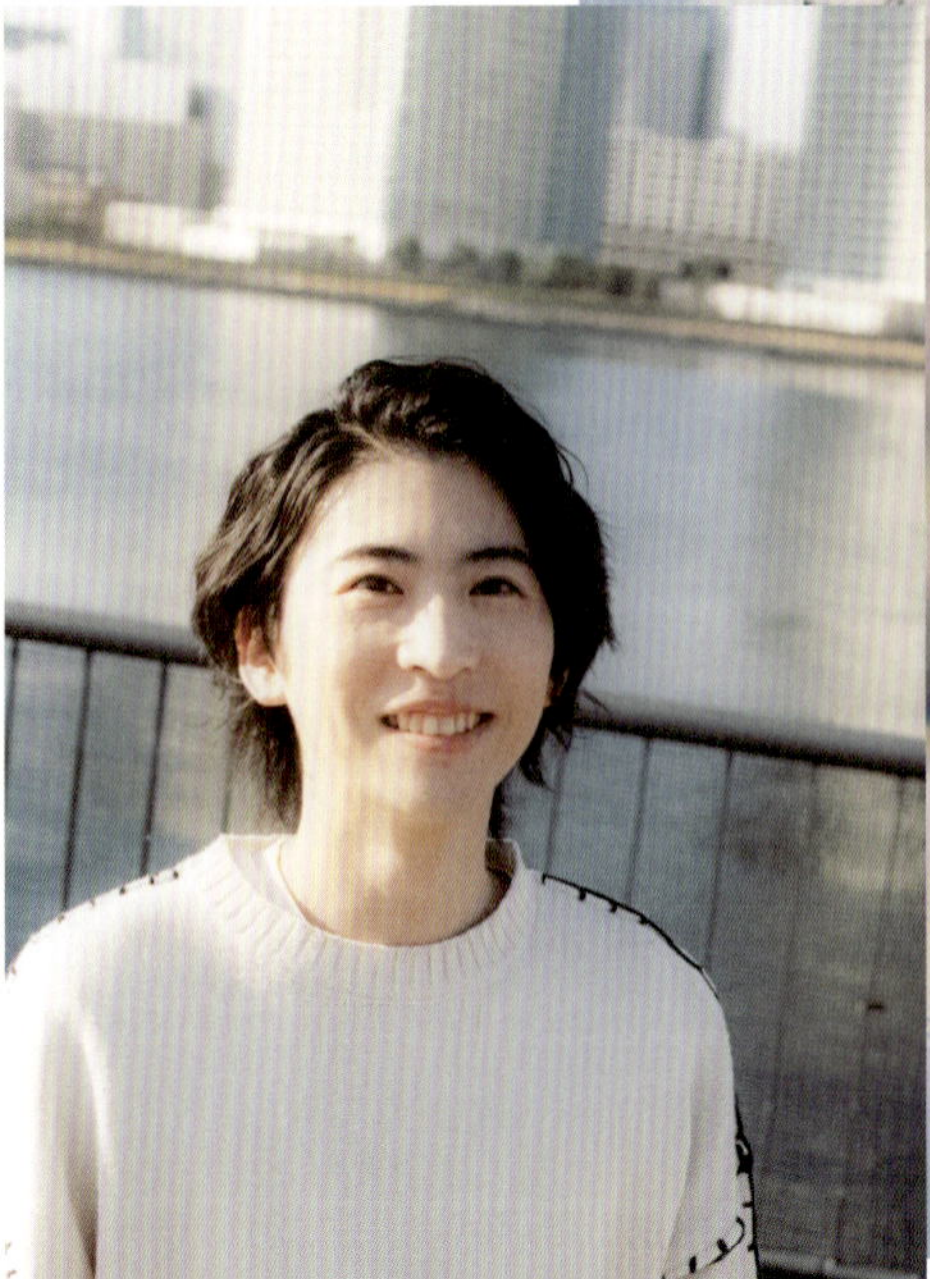
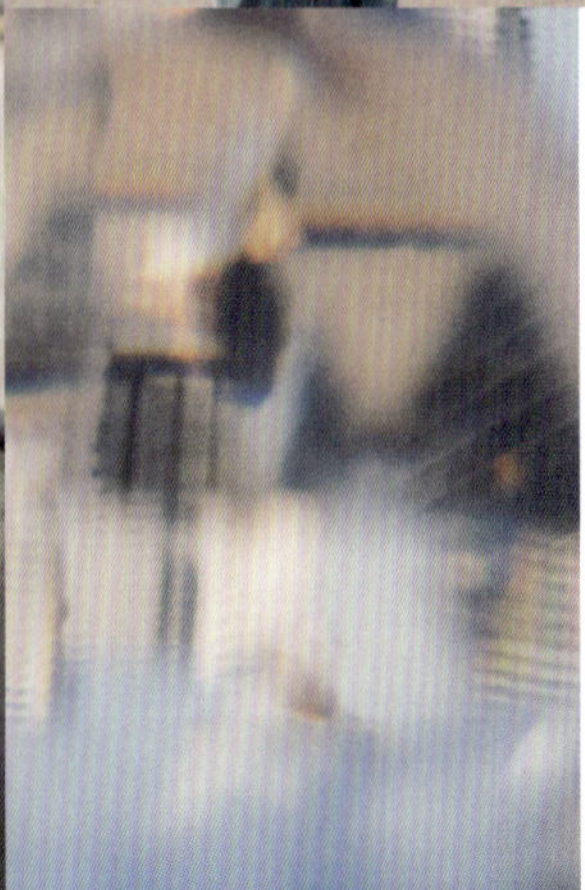

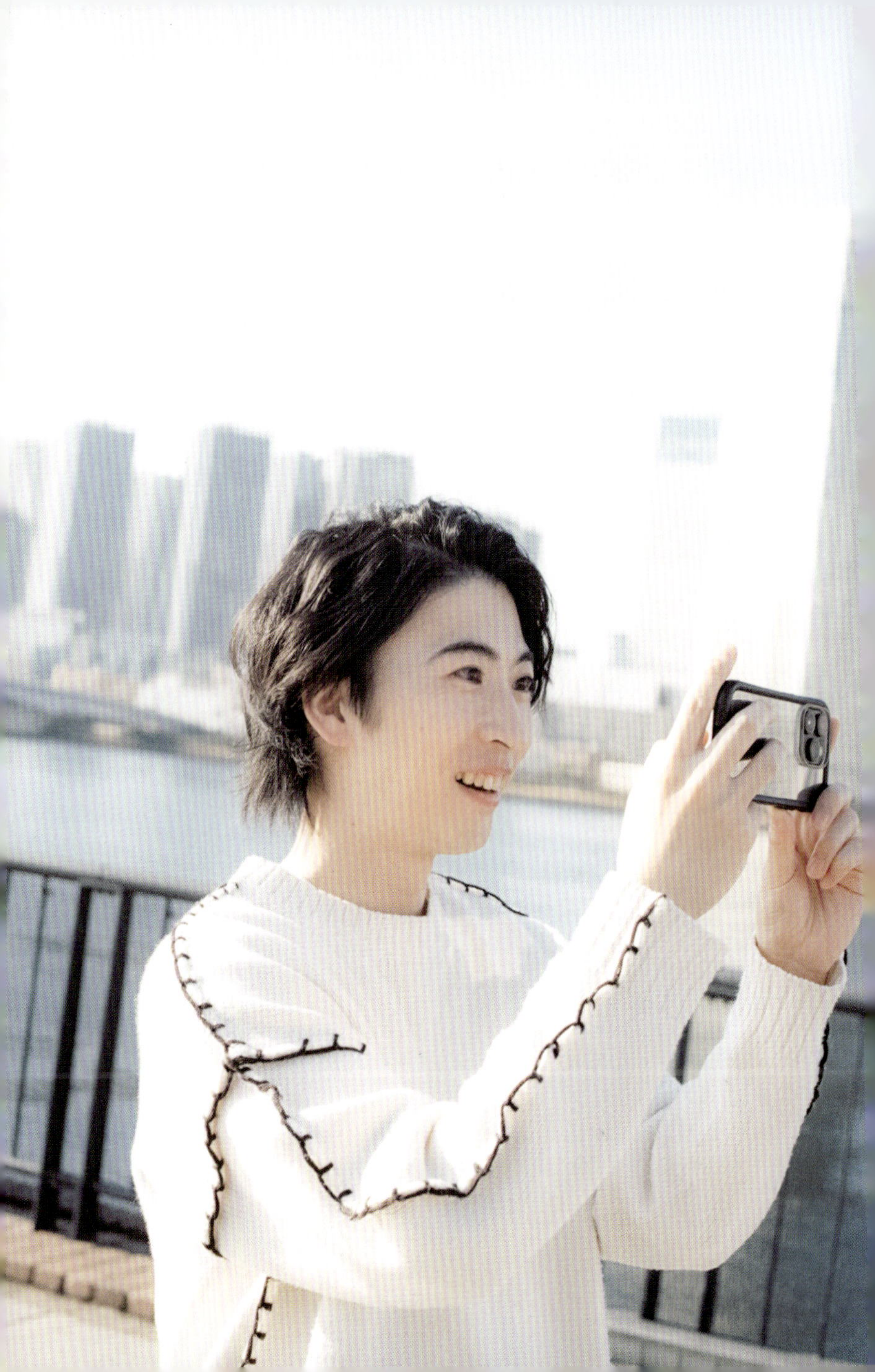

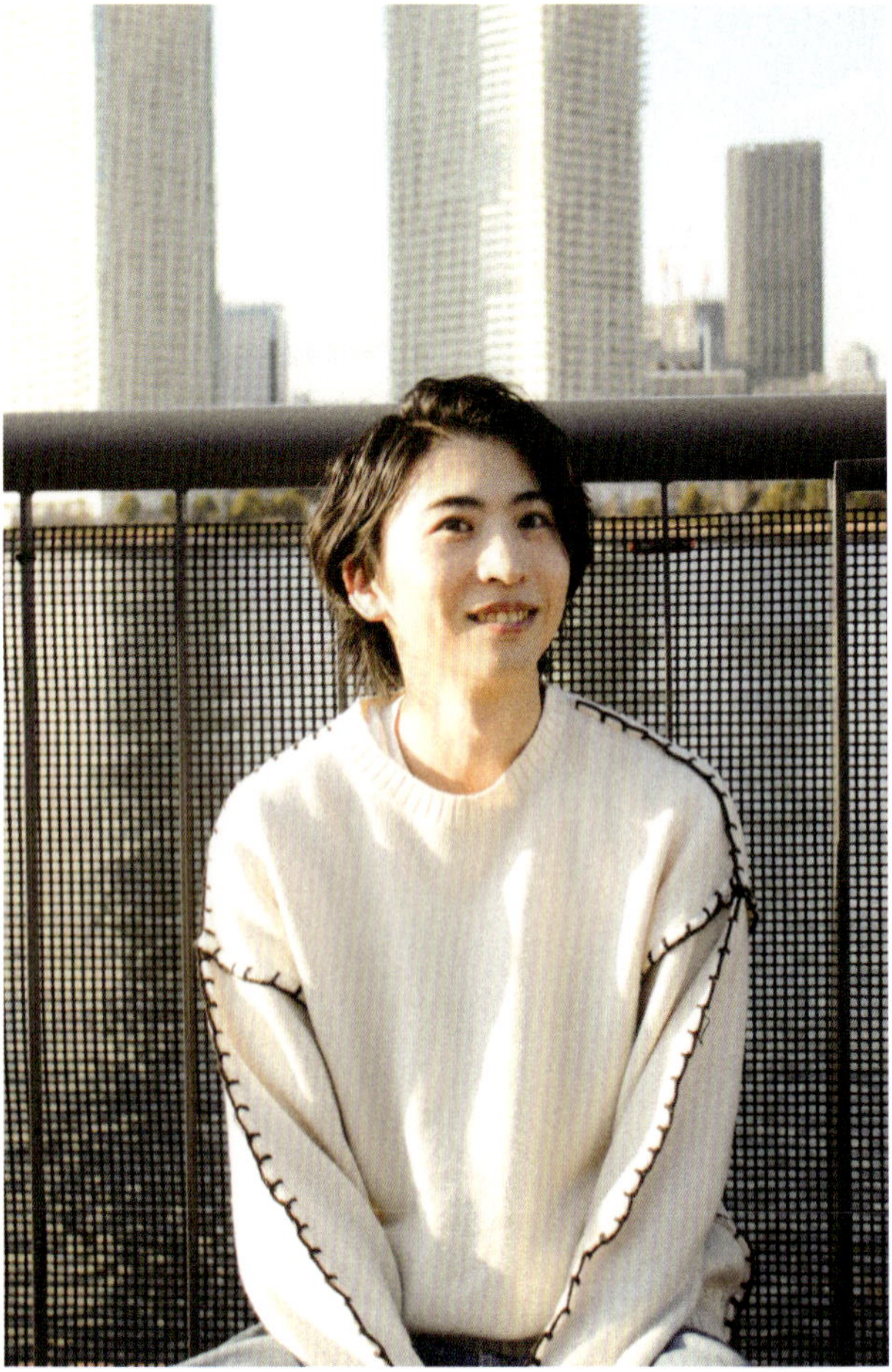